# Let's Cook with
# FRUITS & VEGETABLES

---

## Vamos a Cocinar con
# FRUTAS Y VERDURAS

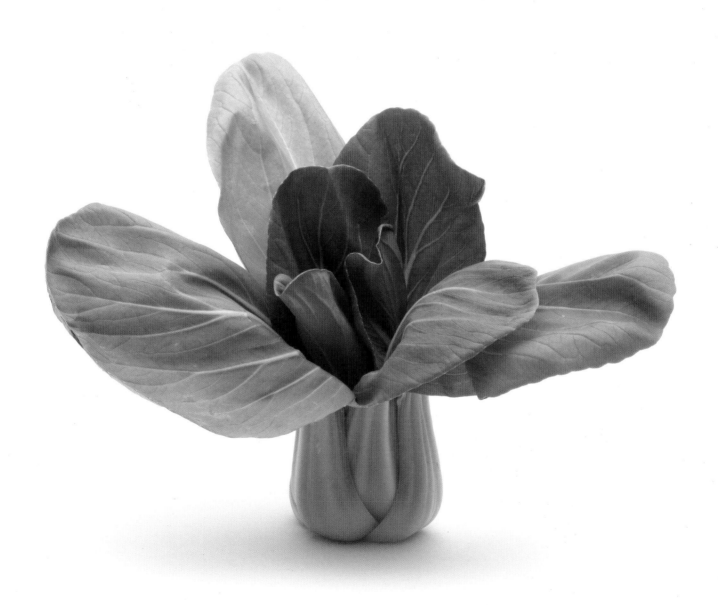

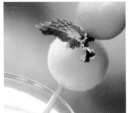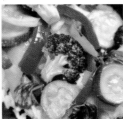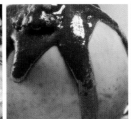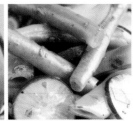

# ACKNOWLEDGEMENTS / RECONOCIMIENTOS

Director of Nutrition Education and Training /
Directora de Educación y Capacitación de Nutrición:
Joy Ahrens, MPH, RD, CLE

Cookbook Coordinator, Editor, Food Stylist /
Coordinadora, Redactora, Estilista de Alimentos del Recetario:
Katie Klarin Romey, MS, RD, CLE

Editor / Redactora: Ritamarie Knizewski, RD, CLE

Photography by / Fotografías de: Jesse Ramirez

Spanish Translations provided by / Traducción al español realizada por:
Inline Translation Services, Inc.

Cookbook Committee / Comité del Recetario:
  Radhika Achar, MS, RD
  Shanaz Begum
  Ning Camanzo, RD, CLE
  Johanna Escalante
  Zita Flores, RD, CLE
  Ines Lifszyc
  Jenous Manesh
  Jennifer Sanchez
  Patricia Turcios

Recipes provided by WIC employees /
Recetas proporcionadas por empleadas de WIC:
  Ning Camanzo, RD, CLE, pg. 12 & 41
  Zita Flores, RD, CLE, pg. 48, 66 & 74
  Harriet Jong, RD, CLE, pg. 28
  Katherine Spann, MS, RD, CLE, pg. 64
  Raquel Vasquez, pg. 87

Recipes provided by WIC participants /
Recetas proporcionadas por participantes de WIC:
  Maria S. Aguirre, pg. 32
  Anush Arakelyan, pg. 50
  Armine Avagyan, pg. 42
  Vialeta Bazikyan, pg. 46
  Monica Castaneda, pg. 86
  Sher Crawford, pg. 54
  Maria Higuera, pg. 18
  Liana Jindaryan, pg. 34
  Sripali Kotuwella, pg. 75
  Elizabeth Martinez, pg. 16 & 60
  Lousine Mouradian, pg. 68
  Julieta Mouradyan, pg. 72
  Kimbery Neill, pg. 37 & 44
  Angela Saba, pg. 70
  Maria Segura, pg. 56
  Victoria Uribe, pg. 53

Thank you to all of the WIC participants who so enthusiastically participated in the fruit and vegetable recipe contest. A warm thank you to all of the WIC participants who taste tested the recipes. We greatly value all of the suggestions.
Appreciation goes to all Northeast Valley Health Corporation WIC staff that participated in the taste testing of recipes. Their time, energy and suggestions were greatly appreciated for the successful development of this book.

Gracias a todas las participantes de WIC que con entusiasmo tomaron parte en el concurso de recetas de frutas y verduras. Asimismo, un caluroso agradecimiento a todos los participantes de WIC que probaron el sabor de las recetas. Agradecemos profundamente todas las sugerencias.
Nuestro agradecimiento a todo el personal de WIC de Northeast Valley Health Corporation que participó en la degustación de las recetas. Muchas gracias por su tiempo, energía y sugerencias para la creación de este libro.

# FOREWORD / PRÓLOGO

As a result of the success of our first cookbook, *Let's Cook, Vamos a Cocinar*, the Northeast Valley Health Corporation Supplemental Nutrition Program for Women, Infants, and Children (WIC) is pleased to provide you with a second cookbook, *Let's Cook with Fruits and Vegetables, Vamos a Cocinar con Frutas y Verduras*. The purpose of this cookbook is to encourage our WIC participants to add more fruits and vegetables into their diet. We hope that you will find these recipes to be culturally relevant, simple and economical to prepare. We would like to thank our WIC participants and WIC staff who have provided us with the recipes in this book. This second cookbook continues with our goal to provide a dynamic resource of tested healthy recipes and nutrition information. We hope that by exploring these recipes, you and your family will find favorite new ways to increase your consumption of fruits and vegetables.

Como resultado del éxito de nuestro primer recetario, *Let's Cook, Vamos a Cocinar*, el Programa de Nutrición Suplementaria para Mujeres, Bebés y Niños (WIC) de Northeast Valley Health Corporation se complace en ofrecerle un segundo recetario, *Let's Cook with Fruits and Vegetables, Vamos a Cocinar con Frutas y Verduras*. La finalidad de este recetario es alentar a todas las participantes de WIC a añadir más frutas y verduras a su dieta. Esperamos que encuentren estas recetas útiles, fáciles y económicas de preparar. Deseamos agradecer a nuestras participantes y al personal del programa WIC que nos han proporcionado las recetas para este libro. Este segundo recetario reafirma nuestra meta de proporcionar un recurso dinámico de recetas saludables comprobadas e información de nutrición. Esperamos que al probar estas recetas, usted y su familia encuentren nuevas maneras favoritas de aumentar el consumo de frutas y verduras.

Gayle Schachne, MPH, RD, CLE
Director, WIC Program /
Directora del Programa WIC
Northeast Valley Health Corporation

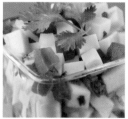 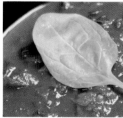 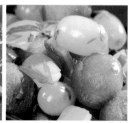 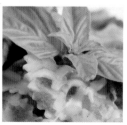

# EATING THE RAINBOW

Eating a variety of colorful fruits and vegetables can help keep your body healthy and strong. Here are some ideas to get all of the important nutrition that you need from fruits and vegetables:

EAT THE RAINBOW: Phytochemicals are nutrients that are naturally found in fruits and vegetables. In recent years, scientists have begun to discover that there are many phytochemicals that have important health benefits like decreased risk of certain cancers and prevention of heart disease. Because many of these phytochemicals also provide the bright colors of fruits and vegetables, lots of color means lots of nutrition. So, try to include different colored fruits and vegetables every day:

   Red – beets, tomatoes, cherries, strawberries, red grapefruit and watermelon.

   Yellow/Orange - cantaloupe, carrots, mangos, peaches, oranges and sweet potatoes.

   Green – kiwi, limes, avocados, asparagus, leafy greens, snow peas and broccoli.

   Blue/Purple – blueberries, plums, raisins, eggplant and purple cabbage.

   White – bananas, cauliflower, mushrooms, onions and brown pears.

HOW MUCH DO YOU NEED? Everyone requires at least 3-5 servings of vegetables each day and 2-4 servings of fruit. However, serving sizes change depending on age:

| | | Child (1-3 years) | Child (4-5 years) | Adults |
|---|---|---|---|---|
| Vegetables | Cooked | 1-3 tablespoons | 1/3-1/2 cup | 1/2 cup |
| | Raw | 1-3 tablespoons | 1/3-1/2 cup | 1 cup |
| Fruits | Fresh | 1/4-1/2 small | 1/2-1 small | 1 medium |
| | Canned/Frozen | 2-3 tablespoons | 1/3-1/2 cup | 1/2 cup |
| | Juice | 4 ounces = 1/2 cup | 6 ounces = 3/4 cup | 6 ounces = 3/4 cup |

---

# SHOP AT FARMERS' MARKETS:

Farmers' markets allow you to explore all sorts of new and different fresh produce. They also support local farmers by allowing them to sell direct to the consumer. To find a certified farmers' market near you check out: http://www.ams.usda.gov/farmersmarkets/map.htm or call: 1-800-384-8704.

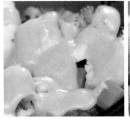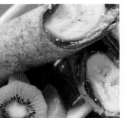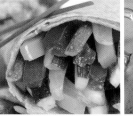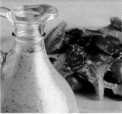

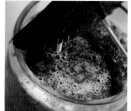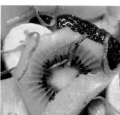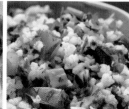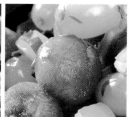

# UN ARCO IRIS DE COMIDA

Comer una variedad de frutas y verduras de color puede ayudar a mantener el cuerpo sano y fuerte. He aquí algunas ideas para obtener toda la nutrición importante que necesita de las frutas y las verduras.

COMA UN ARCO IRIS: Los fotoquímicos son nutrientes que se encuentran naturalmente en las frutas y las verduras. En años recientes, los científicos han comenzado a descubrir que existen muchos fotoquímicos que tienen beneficios importantes para la salud como la reducción del riesgo de ciertos cánceres y la prevención de enfermedades cardíacas. Debido a que muchos de estos fotoquímicos también proporcionan los colores brillantes a las frutas y las verduras, mucho color significa mucha nutrición. Así que, trate de incluir frutas y verduras de distintos colores todos los días:

   Rojo – betabeles, tomates, cerezas, fresas, toronjas rojas y sandías.

   Amarillo/anaranjado – melón, zanahorias, mangos, duraznos, naranjas y camotes.

   Verde – kiwis, limas, aguacates, espárragos, verduras de hojas verdes, chícharos y brócoli.

   Azul/morado – arándanos, ciruelas, pasas, berenjena y repollo morado.

   Blanco – plátanos, coliflor, champiñones, cebollas y peras de color café.

¿CUÁNTO NECESITA? Todos requerimos por lo menos de 3 a 5 porciones de verduras cada día y de 2 a 4 porciones de frutas. Sin embargo, el tamaño de las porciones cambia según la edad:

| | | Niño (1 a 3 años) | Niño (4 a 5 años) | Adultos |
|---|---|---|---|---|
| Verduras | Cocidas | 1-3 cucharadas | 1/3-1/2 taza | 1/2 taza |
| | Crudas | 1-3 cucharadas | 1/3-1/2 taza | 1 taza |
| Frutas | Frescas | 1/4-1/2 pequeña | 1/2-1 pequeña | 1 mediana |
| | Enlatadas/congeladas | 2-3 cucharadas | 1/3-1/2 taza | 1/2 taza |
| | Jugo | 4 onzas = 1/2 taza | 6 onzas = 3/4 taza | 6 onzas = 3/4 taza |

# COMPRE EN MERCADOS AL AIRE LIBRE (TIPO TIANGUIS):

Los mercados al aire libre tipo tianguis o Farmers' Market le permiten descubrir todo tipo de productos frescos nuevos y diferentes. Ellos también apoyan a los agricultores locales al permitirles vender directamente al consumidor. Para encontrar un mercado certificado cerca de usted consulte: http://www.ams.usda.gov/farmersmarkets/map.htm o llame al: 1-800-384-8704.

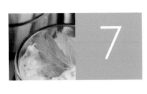
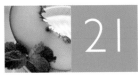
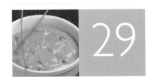
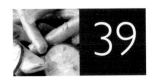
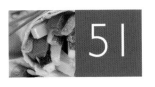
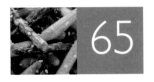
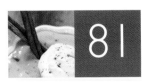
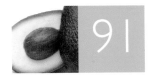
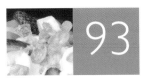

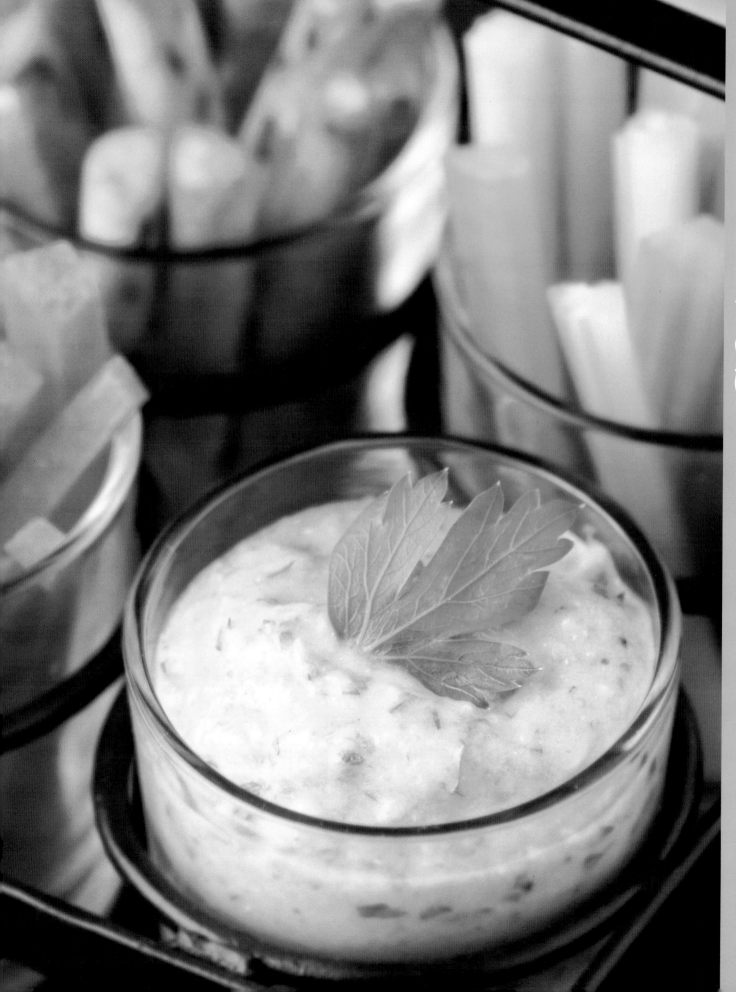

# TOFU DIP

## INGREDIENTS

1 (14-ounce) package silken tofu, rinsed and drained

1 (1-ounce) packet ranch dressing seasoning mix

## PROCEDURE

In a blender, combine tofu and seasoning mix. Puree until smooth. Refrigerate overnight to allow flavors to blend.

Serves 6

NUTRITIONAL INFORMATION
CALORIES 140; FAT 2g; PROTEIN 3g; FIBER 0g; CALCIUM 115mg; IRON 0mg; VITAMIN A (RE) 47mcg; VITAMIN C 0mg; FOLATE 0mcg

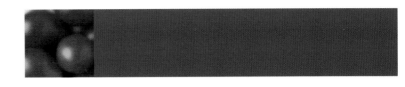

# DIP DE TOFU

## INGREDIENTES

1 paquete (14 onzas) de tofu blando, enjuagado y escurrido

1 paquete (1 onza) de mezcla de condimentos para aderezo ranchero

## PREPARACIÓN

En la licuadora mezcle el tofu y el paquete de condimentos. Licue hasta obtener una consistencia homogénea. Refrigere toda la noche para que los sabores se mezclen.

Sirve 6 porciones

INFORMACIÓN DE NUTRICIÓN
CALORÍAS 140; GRASA 2g; PROTEÍNA 3g; FIBRA 0g; CALCIO 115mg; HIERRO 0mg; VITAMINA A (RE) 47mcg; VITAMINA C 0mg; FOLATO 0mcg

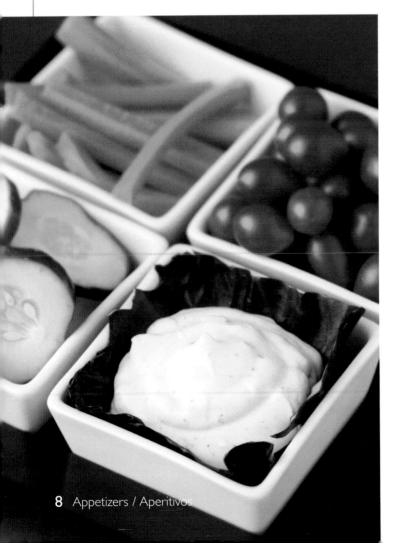

## NUTRITION TIP

Tofu is a very versatile food. Its mild flavor and soft consistency is perfect for young children just learning to chew and swallow. It also absorbs the flavor of whatever foods you cook it with, so you can add it to chili, sauces, dips and stews, in place of, or alongside beef, chicken or fish.

## CONSEJO DE NUTRICIÓN

El tofu o queso de soya es un alimento muy versátil. Su sabor y consistencia suaves son perfectos para los niños pequeños que están aprendiendo a masticar y tragar alimentos. También absorbe el sabor de cualquier alimento con el que lo cocine, así que puede añadirlo a chilis, salsas, dips y guisados, en lugar de carne de res, pollo o pescado, o como complemento de éstos.

# EGGPLANT DIP

## INGREDIENTS

1 (1/2-pound) eggplant
3 tablespoons lemon juice
1/2 teaspoon salt
1 clove garlic, minced
3 tablespoons nonfat yogurt or sour cream
1/4 cup parsley, chopped

## PROCEDURE

Preheat oven to 400°F. Pierce eggplant all over with a fork or knife. Place on a baking sheet and bake until tender for about 30-40 minutes. Remove from oven and let cool. Halve the eggplant lengthwise and use a spoon to scoop out the flesh from the skin. Puree in a blender with lemon juice. Mix in salt, garlic and yogurt, and continue to puree until smooth. Transfer to a serving dish and stir in parsley. Serve warm with pita bread.

Serves 7

NUTRITIONAL INFORMATION
CALORIES 15; FAT 0g; PROTEIN 1g; FIBER 1g; CALCIUM 15mg; IRON 0mg; VITAMIN A (RE) 24mcg; VITAMIN C 7mg; FOLATE 11mcg

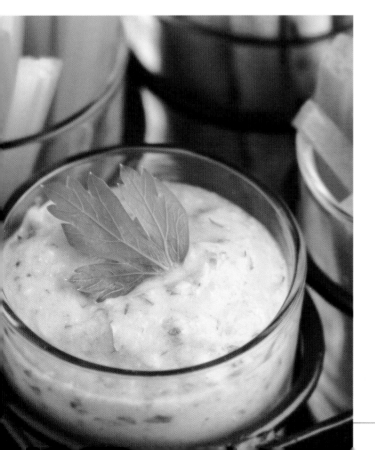

# DIP DE BERENJENA

## INGREDIENTES

1 berenjena (1/2 libra)
3 cucharadas de jugo de limón
1/2 cucharadita de sal
1 diente de ajo picado
3 cucharadas de yogur descremado o crema agria
1/4 taza de perejil picado

## PREPARACIÓN

Precaliente el horno a 400°F. Pique la berenjena por todas partes con un tenedor o cuchillo. Coloque en una bandeja y hornee hasta que esté suave durante aproximadamente 30 a 40 minutos. Saque del horno y deje que se enfríe. Corte la berenjena a lo largo y use una cuchara para sacar la pulpa. Colóquela en la licuadora con el jugo de limón. Añada la sal, el ajo y el yogur y continúe licuando hasta que esté tersa la mezcla. Viértala en un plato de servir y añada el perejil. Sirva caliente con pan pita.

Sirve 7 porciones

INFORMACIÓN DE NUTRICIÓN
CALORÍAS 15; GRASA 0g; PROTEÍNA 1g; FIBRA 1g; CALCIO 15mg; HIERRO 0mg; VITAMINA A (RE) 24mcg; VITAMINA C 7mg; FOLATO 11mcg

## NUTRITION TIP

Use low-fat or nonfat yogurt as a healthy substitute in recipes calling for sour cream. Not only will you save fat and calories, you will also get almost four times as much calcium.

## CONSEJO DE NUTRICIÓN

Use yogur descremado o bajo en grasa como un sustituto saludable en las recetas que lleven crema agria. No sólo consumirá menos grasa y calorías, sino que obtendrá también casi cuatro veces la cantidad de calcio.

# ZUCCHINI PINWHEELS

## INGREDIENTS

1 medium zucchini
6 ounces ham, thinly sliced
1 teaspoon dill
salt and pepper to taste

## PROCEDURE

Thinly slice the zucchini lengthwise into long strips less than 1/4-inch thick. Cook in boiling water for about 1 minute. Drain and quickly transfer to a bowl of ice water. Once zucchini is cool enough to handle, pat dry with a paper towel and set aside. Cut ham into strips the same size as the zucchini. Take a slice of zucchini and lay a slice of ham on top. Sprinkle with dill, salt and pepper. Roll up tightly and pierce with a toothpick to secure. Repeat with all zucchini and ham slices.

Serves 4

NUTRITIONAL INFORMATION
CALORIES 50; FAT 1g; PROTEIN 8g; FIBER 1g; CALCIUM 7mg; IRON 0mg; VITAMIN A (RE) 9mcg; VITAMIN C 8mg; FOLATE 14mcg

## NUTRITION TIP

Serve this fun roll-up with mustard for dipping and add thinly sliced cheese for extra calcium. If you do not have ham on hand you can easily substitute turkey.

## CONSEJO DE NUTRICIÓN

Sirva estos vistosos rollitos con mostaza como aderezo y añada queso finamente rebanado para aumentar el calcio. Si no tiene jamón a la mano, puede sustituirlo con pavo.

# REHILETES DE CALABACITA

## INGREDIENTES

1 calabacita mediana
6 onzas de jamón en rebanadas finas
1 cucharadita de eneldo
sal y pimienta al gusto

## PREPARACIÓN

Corte finamente la calabacita a lo largo, en tiras largas de menos de 1/4 pulgada de grueso. Cocínelas en agua hirviendo durante 1 minuto aproximadamente. Escurra y transfiera con rapidez a un tazón con agua helada. Una vez que la calabacita esté suficientemente fría para manejarla, séquela con una toalla de papel y apártela. Corte el jamón en tiras del mismo tamaño que la calabacita. Tome una rebanada de calabacita y coloque una rebanada de jamón encima. Espolvoree con eneldo, sal y pimienta. Enróllelos firmemente y atravieselos con un palillo para asegurarlos bien. Repita con todas las rebanadas de calabacita y jamón.

Sirve 4 porciones

INFORMACIÓN DE NUTRICIÓN
CALORÍAS 50; GRASA 1g; PROTEÍNA 8g; FIBRA 1g; CALCIO 7mg; HIERRO 0mg; VITAMINA A (RE) 9mcg; VITAMINA C 8mg; FOLATO 14mcg

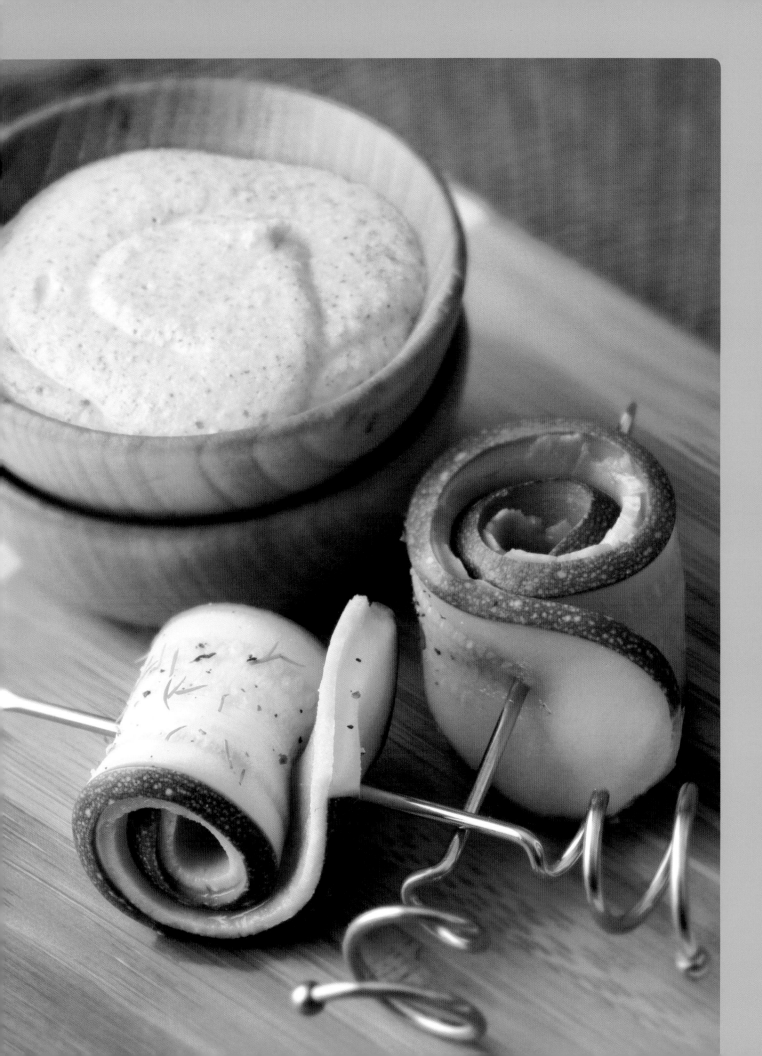

# MANGO TOMATO SALSA

## INGREDIENTS

3 tomatoes, chopped
1/2 onion, diced
1 green mango, chopped
2 tablespoons fresh cilantro, chopped
salt and lemon juice to taste

## PROCEDURE

Mix all ingredients together in a bowl. Toss well to blend and allow to chill before serving.

Serves 8

*Recipe provided by Ning Camanzo, RD, CLE, WIC employee*

NUTRITIONAL INFORMATION
CALORIES 35; FAT 0g; PROTEIN 1g; FIBER 1g; CALCIUM 11mg; IRON 0mg; VITAMIN A (RE) 58mcg; VITAMIN C 16mg; FOLATE 5mcg

# SALSA DE MANGO Y TOMATE

## INGREDIENTES

3 tomates picados
1/2 cebolla en cubitos
1 mango verde picado
2 cucharadas de cilantro fresco picado
sal y jugo de limón al gusto

## PREPARACIÓN

Mezcle todos los ingredientes en un tazón. Revuelva bien para que se mezclen y deje que se enfríe antes de servirla.

Sirve 8 porciones

*La receta la proporcionó Ning Camanzo, RD, CLE, empleada de WIC*

INFORMACIÓN DE NUTRICIÓN
CALORÍAS 35; GRASA 0g; PROTEÍNA 1g; FIBRA 1g; CALCIO 11mg; HIERRO 0mg; VITAMINA A (RE) 58mcg; VITAMINA C 16mg; FOLATO 5mcg

## NUTRITION TIP

As mangos ripen, their skins change from green to red and/or yellow and the flesh gets softer and sweeter.

## CONSEJO DE NUTRICIÓN

A medida que maduran los mangos su cáscara cambia de verde a rojo y/o amarillo y la pulpa se vuelve más suave y dulce.

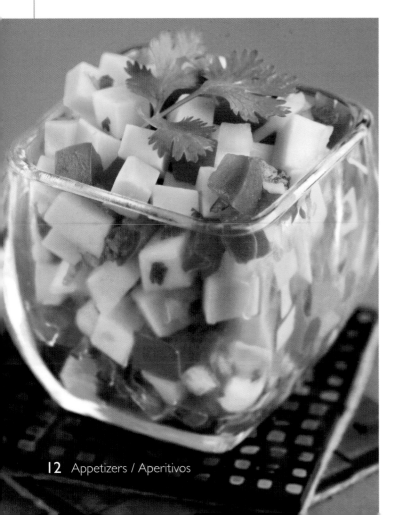

# SPICY PEA DIP

## INGREDIENTS

2 cups frozen peas
1/4 cup onion, finely chopped
2 cloves garlic, minced
2 tablespoons fat-free sour cream
1 tablespoon lime juice
hot pepper sauce to taste
1/2 teaspoon salt
1 tomato, seeded and chopped
1 tablespoon cilantro, chopped

## PROCEDURE

Cook peas according to package directions, let cool and puree in a blender. In a medium bowl, combine pureed peas, onion, garlic, sour cream, lime juice, hot pepper sauce and salt. Mix until well blended. Stir in the chopped tomatoes and cilantro. Cover and refrigerate for at least 1-2 hours to allow flavors to blend.

Serves 6

NUTRITIONAL INFORMATION
CALORIES 50; FAT 0g; PROTEIN 3g; FIBER 3g; CALCIUM 25mg; IRON 0mg; VITAMIN A (RE) 57mcg; VITAMIN C 15mg; FOLATE 30mcg

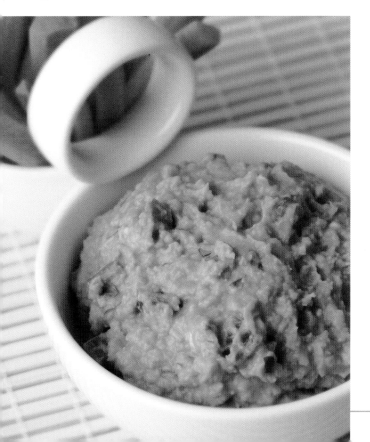

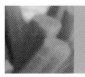

# DIP PICANTE DE CHÍCHAROS

## INGREDIENTES

2 tazas de chícharos congelados
1/4 taza de cebolla finamente picada
2 dientes de ajo picados
2 cucharadas de crema agria descremada
1 cucharada de jugo de lima
salsa picante de chile al gusto
1/2 cucharadita de sal
1 tomate sin semillas y picado
1 cucharada de cilantro picado

## PREPARACIÓN

Cocine los chícharos de acuerdo con las instrucciones del paquete, deje enfriar y mezcle en la licuadora hasta que se haga puré. En un tazón mediano, mezcle el puré de chícharos, la cebolla, el ajo, la crema agria, el jugo de lima, la salsa picante de chile y la sal. Mezcle bien. Añada los tomates y el cilantro picados. Cubra y refrigere por lo menos 1 a 2 horas para que se mezclen los sabores.

Sirve 6 porciones

INFORMACIÓN DE NUTRICIÓN
CALORÍAS 50; GRASA 0g; PROTEÍNA 3g; FIBRA 3g; CALCIO 25mg; HIERRO 0mg; VITAMINA A (RE) 57mcg; VITAMINA C 15mg; FOLATO 30mcg

## NUTRITION TIP

The bright green color of this dip is sure to please kids and adults alike. Serve it with bread sticks or baked tortilla chips. For a veggie packed snack, pair it with cut vegetables like carrots, celery and asparagus.

## CONSEJO DE NUTRICIÓN

El color verde brillante de este dip deleitará tanto a los niños como a los adultos. Sírvalo con palitos de pan o totopos de maíz horneados. Para un bocadillo de verduras, combínelo con verduras cortadas como zanahorias, apio y espárragos.

# TOMATO AND GARBANZO BEAN SALSA

## INGREDIENTS

2 beefsteak tomatoes
1 teaspoon olive oil
3 cloves garlic, roasted and minced
1 (15-ounce) can garbanzo beans, rinsed and drained
1/2 cup Kalamata olives, pitted and chopped
1 tablespoon fresh thyme, minced
1 tablespoon balsamic vinegar
salt and pepper to taste
1 teaspoon fresh chives, minced

## PROCEDURE

Preheat oven to 350°F. Cut tomatoes in half. Place cut-side up in a baking dish. Drizzle with olive oil and season with salt and pepper. Bake for 5 minutes or until tender. Remove from oven, set aside and when cool, coarsely chop. In a large bowl, combine the tomatoes, garlic, garbanzo beans, olives, thyme and balsamic vinegar. Stir to mix and season with salt and pepper. Let sit for 20 minutes to allow flavors to blend. Stir in chives and serve.

Serves 8

NUTRITIONAL INFORMATION
CALORIES 100; FAT 5g; PROTEIN 3g; FIBER 2g; CALCIUM 29mg; IRON 0mg; VITAMIN A (RE) 28mcg; VITAMIN C 6mg; FOLATE 0mcg

# SALSA DE TOMATE Y GARBANZO

## INGREDIENTES

2 tomates grandes rojos
1 cucharadita de aceite de oliva
3 dientes de ajo asados y picados
1 lata (15 onzas) de garbanzos, enjuagados y escurridos
1/2 taza de aceitunas Kalamata deshuesadas y picadas
1 cucharada de tomillo fresco y molido
1 cucharada de vinagre balsámico
sal y pimienta al gusto
1 cucharadita de cebollinos frescos y picados

## PREPARACIÓN

Precaliente el horno a 350°F. Corte los tomates a la mitad. Colóquelos con el lado cortado hacia arriba en una fuente para hornear. Rocíe el aceite de oliva y sazone con sal y pimienta. Hornee durante 5 minutos o hasta que estén suaves. Saque del horno, apártelo y deje que se enfríe, corte en trozos grandes. En un tazón grande, mezcle los tomates, el ajo, los garbanzos, las aceitunas, el tomillo y el vinagre. Revuelva para mezclar bien y sazone con sal y pimienta. Deje reposar por 20 minutos para que los sabores se mezclen. Añada los cebollinos y sirva.

Sirve 8 porciones

INFORMACIÓN DE NUTRICIÓN
CALORÍAS 100; GRASA 5g; PROTEÍNA 3g; FIBRA 2g; CALCIO 29mg; HIERRO 0mg; VITAMINA A (RE) 28 mcg; VITAMINA C 6mg; FOLATO 0mcg

## NUTRITION TIP

Roasting garlic cloves is simple: preheat oven to 350°F. Peel single cloves of garlic and place on aluminum foil. Season with salt and wrap in the foil. Roast in the oven for 45-60 minutes or until very soft.

## CONSEJO DE NUTRICIÓN

El asado de los ajos es muy sencillo: precaliente el horno a 350°F. Pele los dientes de ajo y colóquelos en papel de aluminio. Sazone con sal y envuelva en el aluminio. Áselos en el horno durante 45 a 60 minutos o hasta que estén muy suaves.

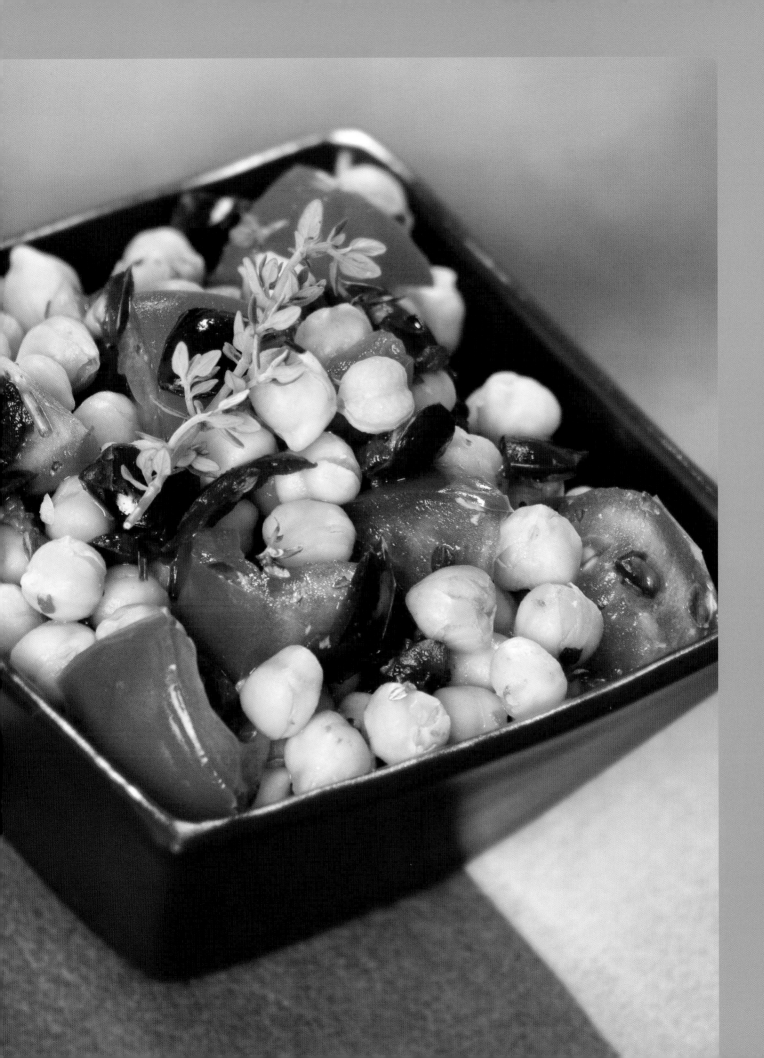

# TROPICAL SALSA

## INGREDIENTS

5 mangos, peeled and diced
1 papaya, peeled and diced
1 jalapeño, minced
1/2 cup fresh cilantro, chopped
1/2 medium onion, diced
salt to taste

## PROCEDURE

Mix all the ingredients in a large bowl and salt to taste. Chill before serving with a side of baked tortilla chips.

Serves 8

*Recipe provided by Elizabeth Martinez, WIC participant*

NUTRITIONAL INFORMATION
CALORIES 110; FAT 0g; PROTEIN 1g; FIBER 4g; CALCIUM 34mg; IRON 0.5mg; VITAMIN A (RE) 37mcg; VITAMIN C 64mg; FOLATE 44mcg

# SALSA TROPICAL

## INGREDIENTES

5 mangos pelados y en cubitos
1 papaya pelada y en cubitos
1 chile jalapeño picado
1/2 taza de cilantro fresco picado
1/2 cebolla mediana en cubitos
sal al gusto

## PREPARACIÓN

Mezcle todos los ingredientes en un tazón grande y añada sal al gusto. Enfríe antes de servir con totopos de maíz horneados.

Sirve 8 porciones

*La receta la proporcionó Elizabeth Martínez, participante de WIC*

INFORMACIÓN DE NUTRICIÓN
CALORÍAS 110; GRASA 0g; PROTEÍNA 1g; FIBRA 4g; CALCIO 34mg; HIERRO 0.5mg; VITAMINA A (RE) 37mcg; VITAMINA C 64mg; FOLATO 44mcg

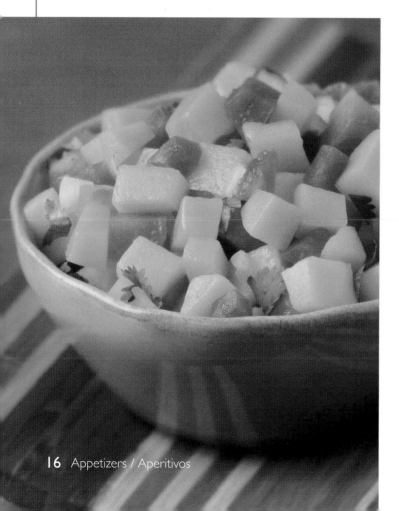

## NUTRITION TIP

Fruit salsas like this one can be used as dips or as a topping for grilled fish or chicken. Be sure to marinate the meat in orange or other fruit juice for the best flavor. For a complete meal, serve over brown rice or couscous and a side salad.

## CONSEJO DE NUTRICIÓN

Las salsas de frutas como ésta pueden usarse como dip o para bañar el pescado o pollo a la parrilla. Asegúrese de marinar la carne con naranja u otro jugo de frutas para brindar el mejor sabor. Para tener una comida completa, sirva sobre arroz integral o cuscús y una ensalada de acompañamiento.

# WATERMELON SALSA

## INGREDIENTS

3 cups seedless watermelon, diced
1 (16-ounce) can pineapple, drained, diced or
   1/2 pineapple, peeled, cored, and diced
1 jalapeño pepper, seeded and minced
1/2 bunch cilantro, chopped
1 tablespoon lime juice
salt to taste

## PROCEDURE

In a large bowl, combine all ingredients
and season with salt. Stir well to mix. Serve
chilled or at room temperature.

Serves 8

NUTRITIONAL INFORMATION
CALORIES 50; FAT 0g; PROTEIN 1g; FIBER 1g; CALCIUM 14mg;
IRON 0mg; VITAMIN A (RE) 43mcg; VITAMIN C 11mg; FOLATE
6mcg

# SALSA DE SANDÍA

## INGREDIENTES

3 tazas de sandía sin semillas en cubitos
1 lata (16 onzas) de piña, escurrida, en cubitos o
   1/2 piña pelada, sin corazón y en cubitos
1 chile jalapeño sin semillas y picado
1/2 racimo de cilantro picado
1 cucharada de jugo de lima
sal al gusto

## PREPARACIÓN

En un tazón grande, mezcle todos los ingredientes
y sazone con sal. Revuelva bien para que se
mezcle. Sirva frío o a temperatura ambiente.

Sirve 8 porciones

INFORMACIÓN DE NUTRICIÓN
CALORÍAS 50; GRASA 0g; PROTEÍNA 1g; FIBRA 1g; CALCIO 14mg;
HIERRO 0mg; VITAMINA A (RE) 43mcg; VITAMINA C 11mg; FOLATO
6mcg

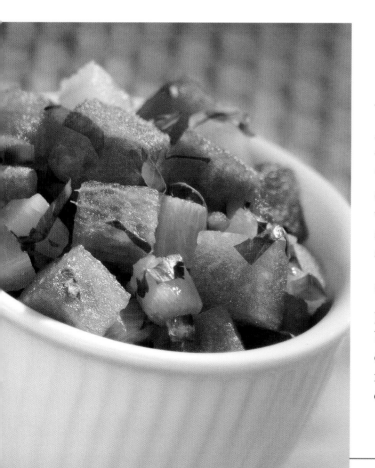

## NUTRITION TIP

The nutritious and delicious watermelon is not
only low in calories and fat-free but also packed
with vitamins A, C, $B_6$ and potassium. What
a great way to cool off on a warm and sunny
afternoon!

## CONSEJO DE NUTRICIÓN

La deliciosa y nutritiva sandía no solamente es
baja en calorías y sin grasa sino que también
está llena de vitaminas A, C, $B_6$ y potasio. ¡Qué
manera tan deliciosa de refrescarse en una tarde
caliente y soleada!

# VEGETABLE DIPPERS

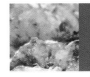

## INGREDIENTS

cooking spray
1 medium potato, peeled and grated
1/2 onion, diced
2 medium carrots, grated*
1 cup broccoli, grated
1 cup cauliflower, finely chopped
1 cup spinach, finely chopped
1 teaspoon bouillon powder
2 eggs, beaten*
1/2 cup flour

## PROCEDURE

Preheat oven to 375°F. Coat a baking sheet with cooking spray and set aside. In a large bowl, combine potatoes, onions, carrots, broccoli, cauliflower and spinach. Mix in bouillon, egg and flour. Spoon mixture into hands and form individual patties. Add additional egg and flour if vegetables are not binding together to form patties. Place on baking sheet and bake for 15 minutes on each side. Serve immediately.

Serves 4

* WIC Supplemental Food

*Recipe provided by Maria Higuera, WIC participant*

NUTRITIONAL INFORMATION
CALORIES 180; FAT 3g; PROTEIN 8g; FIBER 4g; CALCIUM 58mg; IRON 2mg; VITAMIN A (RE) 485mcg; VITAMIN C 42mg; FOLATE 98mcg

## NUTRITION TIP

Serve these delicious and nutrient packed snacks with a variety of dips including low-fat ranch dressing, ketchup or salsa.

## CONSEJO DE NUTRICIÓN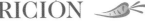

Sirva estos deliciosos y nutritivos bocadillos con distintas salsas incluyendo aderezo ranchero bajo en grasa, salsa ketchup o salsa de tomate.

# TORTITAS DE VERDURAS

## INGREDIENTES

aceite vegetal en rociador
1 papa mediana pelada y rallada
1/2 cebolla en cubitos
2 zanahorias medianas ralladas*
1 taza de brócoli rallado
1 taza de coliflor finamente picada
1 taza de espinacas finamente picadas
1 cucharada de caldo en polvo
2 huevos batidos*
1/2 taza de harina

## PREPARACIÓN

Precaliente el horno a 375°F. Rocíe una bandeja de hornear con aceite vegetal y colóquela a un lado. En un tazón grande, coloque las papas, las cebollas, las zanahorias, el brócoli, la coliflor y las espinacas. Añada el caldo, los huevos y la harina y mezcle. Divida la mezcla y forme tortitas individuales. Añada más huevo y harina si no se adhieren bien las verduras para formar las tortitas. Coloque en la bandeja y hornee durante 15 minutos por cada lado. Sirva de inmediato.

Sirve 4 porciones

*Alimento Suplemento por WIC

*La receta la proporcionó María Higuera, participante de WIC*

INFORMACIÓN DE NUTRICIÓN
CALORÍAS 180; GRASA 3g; PROTEÍNA 8g; FIBRA 4g; CALCIO 58mg; HIERRO 2mg; VITAMINA A (RE) 485mcg; VITAMINA C 42mg; FOLATO 98mcg

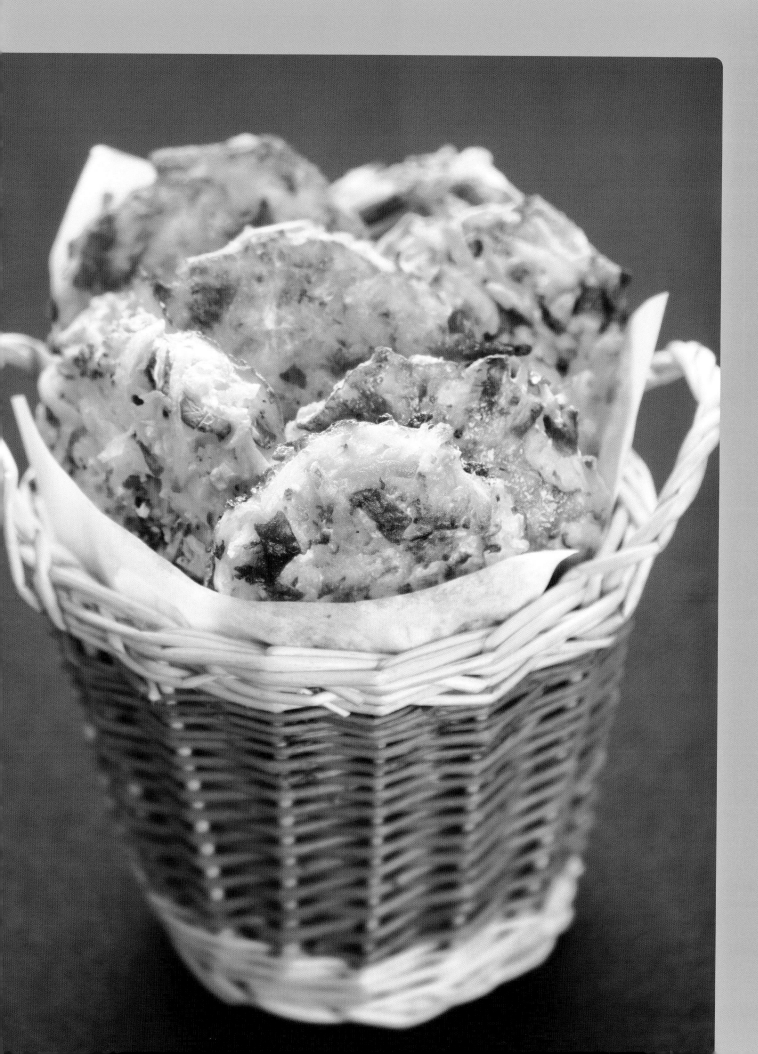

# BAKED SWEET POTATO FRIES

## INGREDIENTS

cooking spray
1 small sweet potato, cut into 3-inch x 1-inch
    strips
1 teaspoon canola oil
salt, pepper and paprika to taste

## PROCEDURE

Preheat oven to 450°F. Coat a baking sheet
with cooking spray and set aside. In a
medium bowl, toss sweet potato strips with oil
and seasonings. Place strips on baking sheet
and bake for 30 minutes, turning halfway
through.

Serves 1

NUTRITIONAL INFORMATION
CALORIES 150; FAT 4.5g; PROTEIN 2g; FIBER 4g; CALCIUM
39mg; IRON 0mg; VITAMIN A (RE) 43mcg; VITAMIN C 3mg;
FOLATE 14mcg

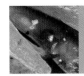

# CAMOTES AL HORNO TIPO PAPAS FRITAS

## INGREDIENTES

aceite vegetal en rociador
1 camote pequeño, cortado en tiras de
    3 pulg x 1 pulg
1 cucharadita de aceite de canola
sal, pimienta y paprika al gusto

## PREPARACIÓN

Precaliente el horno a 450°F. Rocíe una bandeja
de hornear con aceite vegetal y apártela. En un
tazón mediano, mezcle las tiras de camote con el
aceite y los condimentos. Coloque las tiras en la
bandeja y hornee por 30 minutos, volteándolas a
la mitad de ese tiempo.

Sirve 1 porción

INFORMACIÓN DE NUTRICIÓN
CALORÍAS 150; GRASA 4.5g; PROTEÍNA 2g; FIBRA 4g; CALCIO 39mg;
HIERRO 0mg; VITAMINA A (RE) 43mcg; VITAMINA C 3mg; FOLATO
14mcg

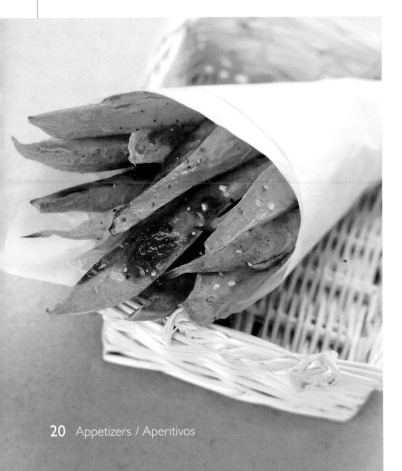

## NUTRITION TIP

Use your favorite seasonings such as garlic powder,
chili powder or lemon juice to jazz up these colorful,
fun and nutritious sweet potato fries!

## CONSEJO DE NUTRICIÓN

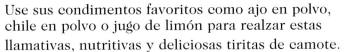

Use sus condimentos favoritos como ajo en polvo,
chile en polvo o jugo de limón para realzar estas
llamativas, nutritivas y deliciosas tiritas de camote.

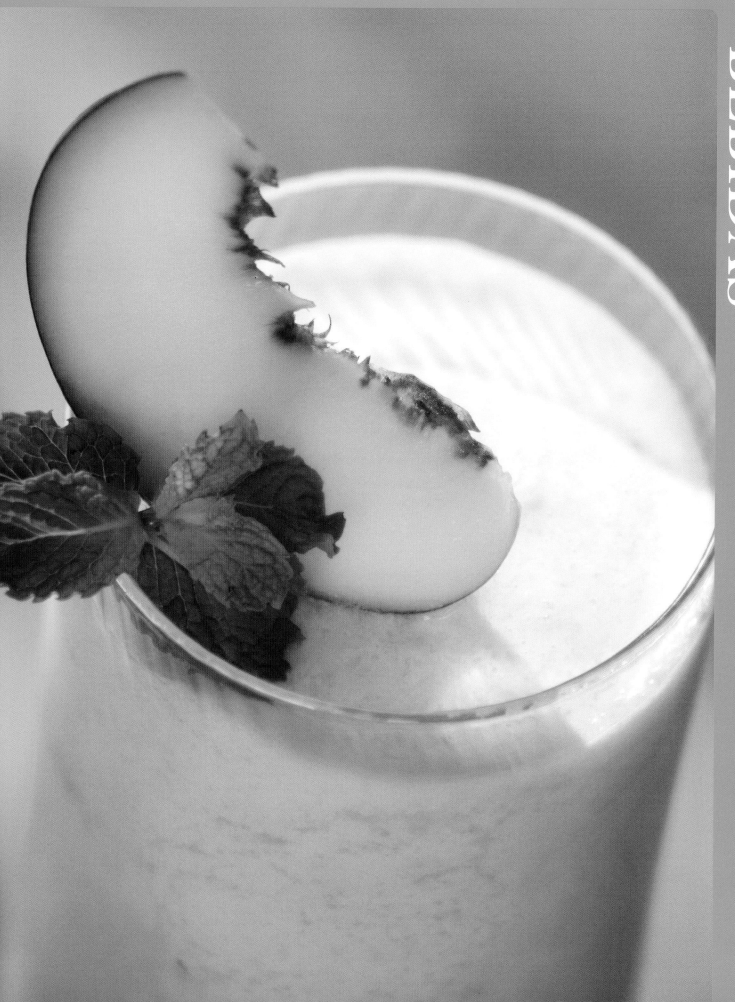

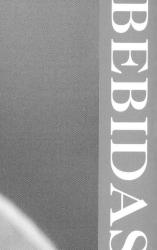

# CHERRY SMOOTHIE

## INGREDIENTS

1/4 cup frozen cherries, pitted
1 (8-ounce) container nonfat cherry yogurt
1/4 cup nonfat milk*
1 cup ice, crushed

## PROCEDURE

Puree all ingredients in a blender until smooth.  Serve immediately.

Serves 2

* WIC Supplemental Food

NUTRITIONAL INFORMATION
CALORIES 100; FAT 0g; PROTEIN 7g; FIBER 0g; CALCIUM 27mg; IRON 0mg; VITAMIN A (RE) 12mcg; VITAMIN C 43mg; FOLATE 0mcg

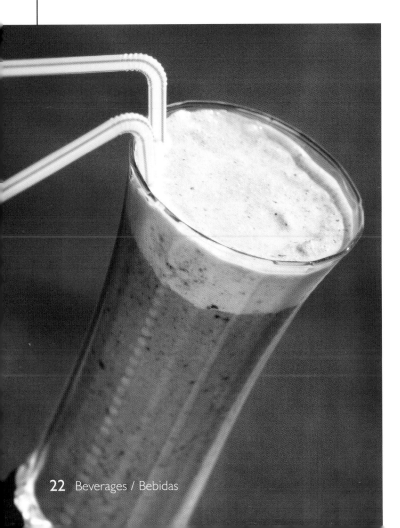

# BATIDO DE CEREZA

## INGREDIENTES

1/4 taza de cerezas congeladas deshuesadas
1 recipiente (8 onzas) de yogur descremado de
  cereza
1/4 taza de leche descremada*
1 taza de hielo picado

## PREPARACIÓN

Bata todos los ingredientes en la licuadora hasta que estén tersos. Sirva de inmediato.

Sirve 2 porciones

*Alimento Suplemento por WIC

INFORMACIÓN DE NUTRICIÓN
CALORÍAS 100; GRASA 0g; PROTEÍNA 7g; FIBRA 0g; CALCIO 27mg; HIERRO 0mg; VITAMINA A (RE) 12mcg; VITAMINA C 43mg; FOLATO 0mcg

## NUTRITION TIP

Cherries are a rich source of potassium, vitamins C and B as well as many antioxidants including quercetin which has been shown to help prevent heart disease and both amygdalin and laetrile which may aid in cancer prevention.

## CONSEJO DE NUTRICIÓN

Las cerezas son una rica fuente de potasio, vitaminas C y B así como de muchos antioxidantes incluyendo quercetina la cual se ha demostrado que ayuda a prevenir enfermedades cardíacas y también contienen amigdalina y laetrilo los cuales pueden ayudar en la prevención del cáncer.

# FRUIT SHAKE

## INGREDIENTS

1 1/3 cups grapefruit juice
1 cup mango, chopped
1 banana, chopped
1 (8-ounce) container nonfat strawberry-banana
  yogurt
1 tablespoon granulated sugar (optional)
1/2 teaspoon vanilla extract
1 cup ice, crushed

## PROCEDURE

Puree all ingredients in a blender until smooth.  Serve immediately.

Serves 2

NUTRITIONAL INFORMATION
CALORIES 260; FAT 0.5g; PROTEIN 5g; FIBER 3g; CALCIUM 201mg; IRON 0.5mg; VITAMIN A (RE) 138mcg; VITAMIN C 90mg; FOLATE 39mcg

# BATIDO DE FRUTAS

## INGREDIENTES

1 1/3 taza de jugo de toronja
1 taza de mango picado
1 plátano picado
1 recipiente (8 onzas) de yogur descremado de
  fresa-plátano
1 cucharada de azúcar granulada (opcional)
1/2 cucharadita de extracto de vainilla
1 taza de hielo picado

## PREPARACIÓN

Bata todos los ingredientes en la licuadora hasta que estén tersos. Sirva de inmediato.

Sirve 2 porciones

INFORMACIÓN DE NUTRICIÓN
CALORÍAS 260; GRASA 0.5g; PROTEÍNA 5g; FIBRA 3g; CALCIO 201 mg; HIERRO 0.5mg; VITAMINA A (RE) 138mcg; VITAMINA C 90mg; FOLATO 39mcg

## NUTRITION TIP

Grapefruit is a juicy and refreshing snack loaded with fiber and vitamin C.  If the yellow variety is too bitter, try the sweeter red varieties.  They are also packed with vitamin A.

## CONSEJO DE NUTRICIÓN

Las toronjas son un bocadillo jugoso y refrescante cargado de fibra y vitamina C. Si las toronjas amarillas son muy amargas, pruebe las rojas más dulces. También están repletas de vitamina A.

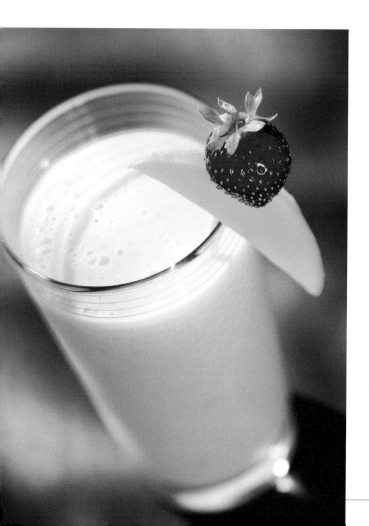

# REFRESHING MELON SMOOTHIE

## INGREDIENTS

2 cups cantaloupe, cubed
2 cups honeydew, cubed
1 cup nonfat vanilla or strawberry frozen
 yogurt
1 tablespoon lime juice
water as needed
6-8 fresh mint leaves

## PROCEDURE

Arrange cantaloupe and honeydew in a single layer on a baking sheet. Freeze for at least 2 hours. Puree all ingredients in a blender until smooth.  Serve immediately.

Serves 3

NUTRITIONAL INFORMATION
CALORIES 140; FAT 0g; PROTEIN 5g; FIBER 2g; CALCIUM 128mg; IRON 0.4mg; VITAMIN A (RE) 369mcg; VITAMIN C 61mg; FOLATE 51mcg

# BATIDO REFRESCANTE DE MELÓN

## INGREDIENTES

2 tazas de melón en cubitos
2 tazas de melón verde (honeydew) en cubitos
1 taza de helado de yogur descremado de vainilla
 o fresa
1 cucharada de jugo de lima
agua según sea necesaria
6 a 8 hojas frescas de menta

## PREPARACIÓN

Coloque ambos melones en una capa sencilla en una bandeja de hornear. Congele por lo menos 2 horas. Bata todos los ingredientes en la licuadora hasta que estén tersos. Sirva de inmediato.

Sirve 3 porciones

INFORMACIÓN DE NUTRICIÓN
CALORÍAS 140; GRASA 0g; PROTEÍNA 5g; FIBRA 2g; CALCIO 128mg; HIERRO 0.4mg; VITAMINA A (RE) 369mcg; VITAMINA C 61mg; FOLATO 51mcg

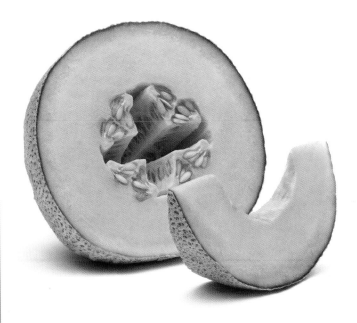

## NUTRITION TIP

If your fruit is getting ripe too quickly, you can freeze it and use it for smoothies.  Just cut it into small pieces and put in the freezer in a plastic bag.  Try this with oranges, berries, melons and bananas.

## CONSEJO DE NUTRICIÓN

Si la fruta madura muy rápido, puede congelarla y usarla para batidos. Córtela en pedazos pequeños y colóquela en bolsas de plástico en el congelador. Pruebe esto con naranjas, cerezas, fresas, melones y plátanos.

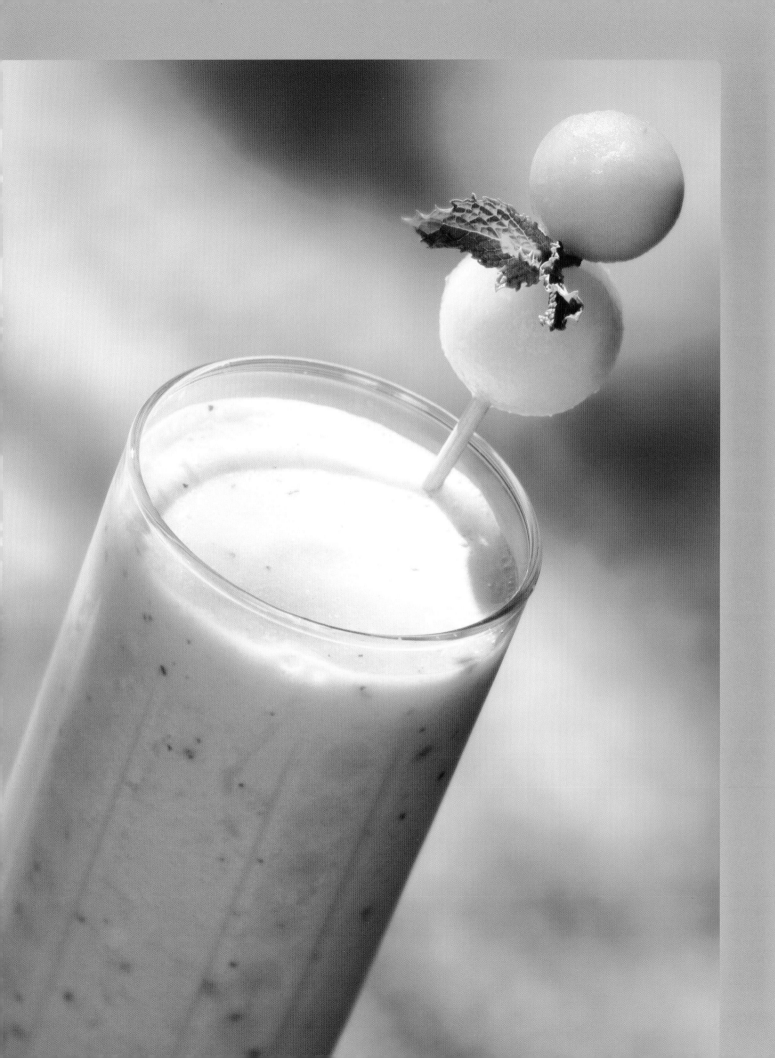

# ORANGE FUZZY

## INGREDIENTS

1 cup nonfat milk*
1/3 cup frozen orange juice concentrate*
3/4 cup frozen peaches
1 tablespoon sugar (optional)
1 teaspoon vanilla
ice as needed

## PROCEDURE

Puree all ingredients in a blender until smooth.  Serve immediately.

Serves 2

* WIC Supplemental Food

NUTRITIONAL INFORMATION
CALORIES 150; FAT 0g; PROTEIN 5g; FIBER 0g; CALCIUM 134mg; IRON 0mg; VITAMIN A (RE) 65mcg; VITAMIN C 89mg; FOLATE 4mcg

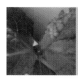

# LICUADO DE NARANJA

## INGREDIENTES

1 taza de leche descremada*
1/3 taza de jugo concentrado de naranja*
3/4 taza de duraznos congelados
1 cucharada de azúcar (opcional)
1 cucharadita de vainilla
hielo según sea necesario

## PREPARACIÓN

Bata todos los ingredientes en la licuadora hasta que estén tersos. Sirva de inmediato.

Sirve 2 porciones

*Alimento Suplemento por WIC

INFORMACIÓN DE NUTRICIÓN
CALORÍAS 150; GRASA 0g; PROTEÍNA 5g; FIBRA 0g; CALCIO 134mg; HIERRO 0mg; VITAMINA A (RE) 65mcg; VITAMINA C 89mg; FOLATO 4mcg

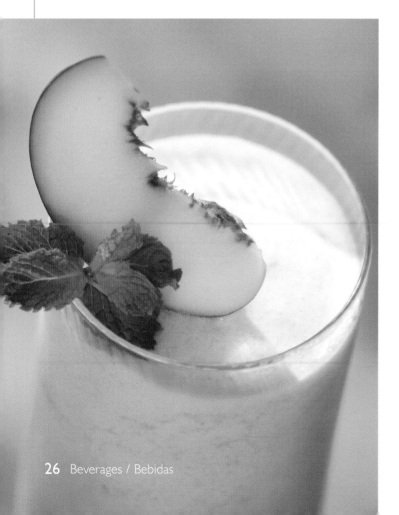

## NUTRITION TIP

To help keep smoothies cold and icy while drinking them, try this trick for frosted glasses:  Wet glasses and place in the freezer until well frosted.  You can store several glasses this way so they are on hand when you need them.

## CONSEJO DE NUTRICIÓN

Para ayudar a mantener los licuados fríos y con hielo mientras se toman, pruebe este truco para congelar los vasos: Humedezca los vasos y colóquelos en el congelador hasta que estén bien congelados. Puede almacenar varios vasos de esta manera para que los tenga a la mano cuando los necesite.

# PINEAPPLE SMOOTHIE

## INGREDIENTS

1 (10.5-ounce) package silken tofu
1 medium banana
1 (12-ounce) can frozen pineapple juice
concentrate*
1 (8-ounce) can crushed pineapple, chilled

## PROCEDURE

Puree all ingredients in a blender until smooth. Serve immediately.

Serves 4

* WIC Supplemental Food

NUTRITIONAL INFORMATION
CALORIES 210; FAT 2g; PROTEIN 5g; FIBER 1g; CALCIUM 60mg; IRON 1mg; VITAMIN A (RE)1mcg; VITAMIN C 62mg; FOLATE 5mcg

# BATIDO DE PIÑA

## INGREDIENTES

1 paquete (10.5 onzas) de tofu blando
1 plátano mediano
1 lata (12 onzas) de jugo de piña concentrado
congelado*
1 lata (8 onzas) de piña picada fría

## PREPARACIÓN

Bata todos los ingredientes en la licuadora hasta que estén tersos. Sirva de inmediato.

Sirve 4 porciones

*Alimento Suplemento por WIC

INFORMACIÓN DE NUTRICIÓN
CALORÍAS 210; GRASA 2g; PROTEÍNA 5g; FIBRA 1g; CALCIO 60mg; HIERRO 1mg; VITAMINA A (RE) 1mcg; VITAMINA C 62mg; FOLATO 5mcg

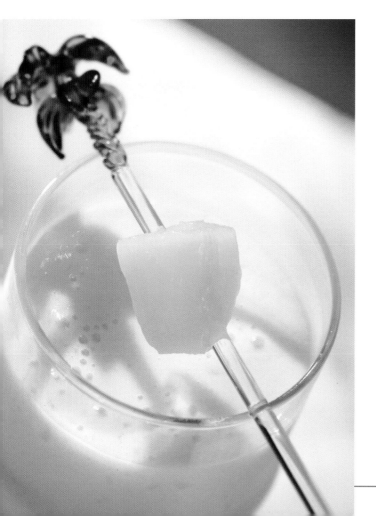

## NUTRITION TIP

Keep frozen, chopped fruit on hand to have ready for a quick smoothie.

## CONSEJO DE NUTRICIÓN

Mantenga frutas picadas congeladas a la mano para hacer un batido rápido.

# SUMMER SMOOTHIE

## INGREDIENTS

1/2 cup blueberries
2 cups strawberries
1/2 cup grapes
1 cup orange juice*
1 cup crushed ice

## PROCEDURE

Puree all ingredients in a blender until smooth.  Serve immediately.

Serves 4

* WIC Supplemental Food

*Recipe provided by Harriet Jong, RD, CLE, WIC employee*

NUTRITIONAL INFORMATION
CALORIES 70; FAT 0g; PROTEIN 1g; FIBER 2g; CALCIUM 20mg; IRON 0.5mg; VITAMIN A (RE) 13mcg; VITAMIN C 71mg; FOLATE 36mcg

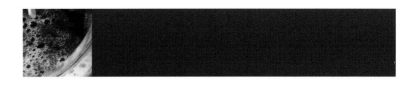

# BATIDO DE VERANO

## INGREDIENTES

1/2 taza de arándanos
2 tazas de fresas
1/2 taza de uvas
1 taza de jugo de naranja*
1 taza de hielo picado

## PREPARACIÓN

Bata todos los ingredientes en la licuadora hasta que estén tersos. Sirva de inmediato.

Sirve 4 porciones

*Alimento Suplemento por WIC

*La receta la proporcionó Harriet Jong, RD, CLE, empleada de WIC*

INFORMACIÓN DE NUTRICIÓN
CALORÍAS 70; GRASA 0g; PROTEÍNA 1g; FIBRA 2g; CALCIO 20mg; HIERRO 0.5mg; VITAMINA A (RE) 13mcg; VITAMINA C 71mg; FOLATO 36mcg

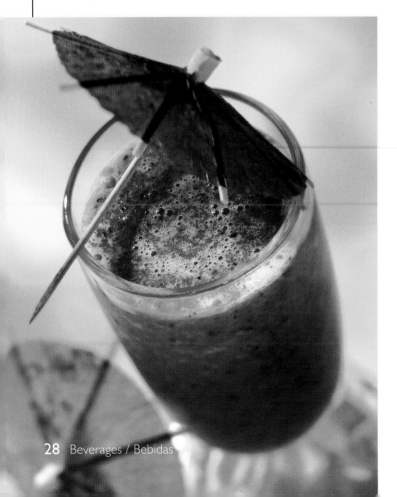

## NUTRITION TIP

Frozen seedless grapes make an excellent snack! Try them as a chilly, sweet treat instead of popsicles.

## CONSEJO DE NUTRICIÓN

Las uvas sin semillas congeladas son un bocadillo excelente. Pruébelas como una golosina dulce y refrescante en lugar de paletas heladas.

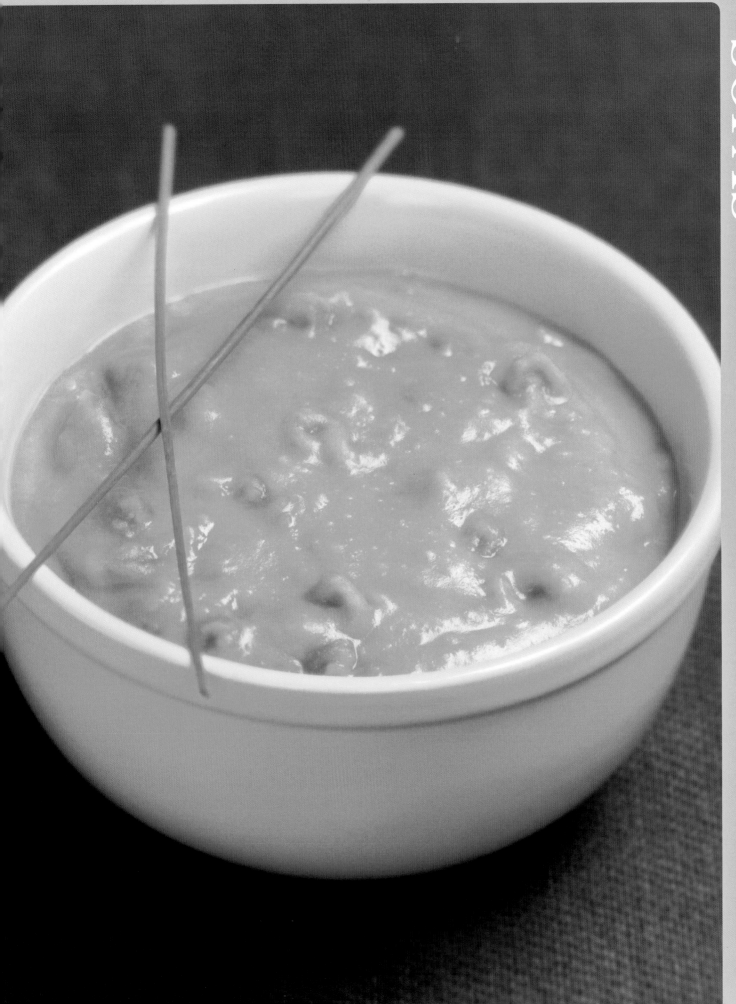

# ALPHABET VEGETABLE SOUP

## INGREDIENTS

1 teaspoon vegetable oil
1/2 onion, chopped
1 clove garlic, peeled and minced
1 (14-ounce) can chicken broth
2 cups water
1 (28-ounce) can crushed tomatoes
1/2 cup alphabet macaroni
1/2 cup parsley, chopped
1 cup carrots, chopped*
1 cup celery, sliced
1 cup broccoli, chopped
salt and pepper to taste

## PROCEDURE

In a saucepan, heat oil over medium heat. Add onion and garlic, and sauté until tender. Add broth, water, tomatoes, macaroni, and parsley to saucepan. Bring to a boil, reduce heat, and simmer for 10 minutes. Add carrots, celery and broccoli, and cook 10 minutes or until vegetables are crisp tender. Add salt and pepper to taste.

Serves 6

* WIC Supplemental Food

NUTRITIONAL INFORMATION
CALORIES 120; FAT 1.5g; PROTEIN 5g; FIBER 4g; CALCIUM 80mg; IRON 2mg; VITAMIN A (RE) 408mcg; VITAMIN C 32mg; FOLATE 70mcg

## NUTRITION TIP

Add any combination of fresh, frozen or canned vegetables to this easy and colorful soup. Try green beans, corn or squash.

## CONSEJO DE NUTRICIÓN

Añada cualquier combinación de verduras frescas, congeladas o enlatadas a esta fácil y colorida sopa. Pruebe añadiendo ejotes, elote o calabacitas.

# SOPA DE LETRAS CON VERDURAS

## INGREDIENTES

1 cucharadita de aceite vegetal
1/2 cebolla picada
1 diente de ajo pelado y picado
1 lata (14 onzas) de caldo de pollo
2 tazas de agua
1 lata (28 onzas) de tomates triturados
1/2 taza de pasta de letras
1/2 taza de perejil picado
1 taza de zanahorias picadas*
1 taza de apio en rodajas
1 taza de brócoli picado
sal y pimienta al gusto

## PREPARACIÓN

En una cacerola caliente el aceite a fuego medio. Añada la cebolla y el ajo, y saltee hasta que estén tiernos. Añada el caldo, el agua, los tomates, la pasta y el perejil a la cacerola. Deje que hierva, reduzca el fuego y deje hervir durante 10 minutos. Añada las zanahorias, el apio y el brócoli y cocine durante 10 minutos o hasta que las verduras estén tiernas y crujientes. Añada sal y pimienta al gusto.

Sirve 6 porciones

*Alimento Suplemento por WIC

INFORMACIÓN DE NUTRICIÓN
CALORÍAS 120; GRASA 1.5g; PROTEÍNA 5g; FIBRA 4g; CALCIO 80mg; HIERRO 2mg; VITAMINA A (RE) 408mcg; VITAMINA C 32mg; FOLATO 70mcg

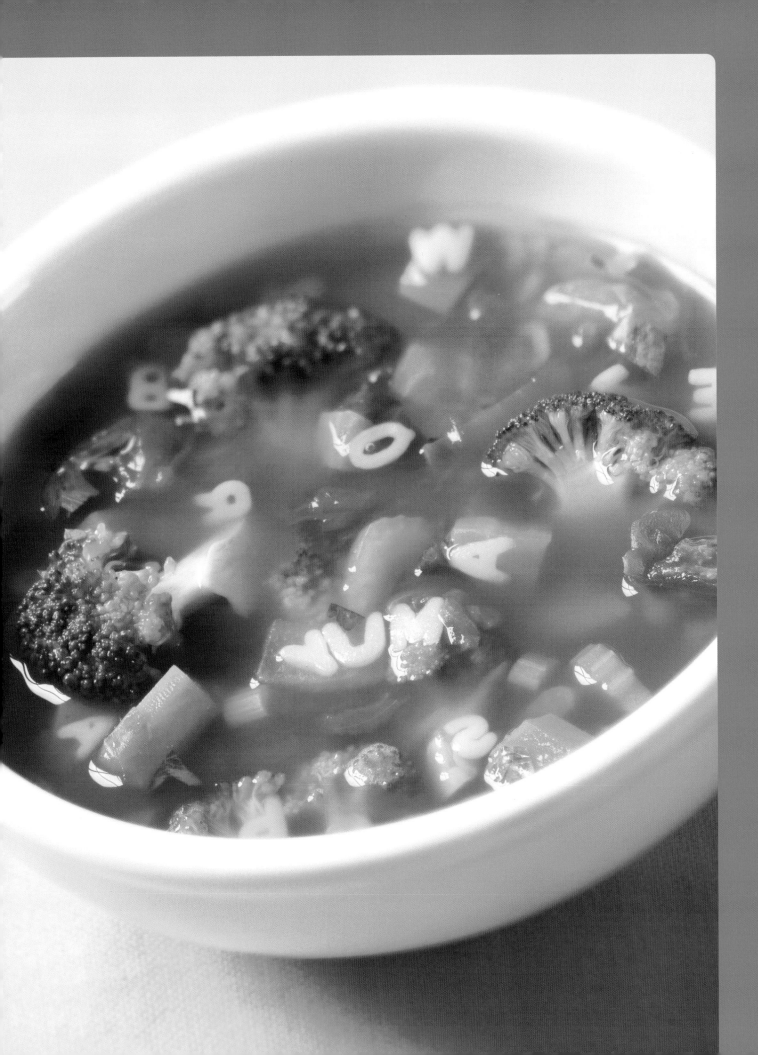

# CHICKEN VEGETABLE SOUP

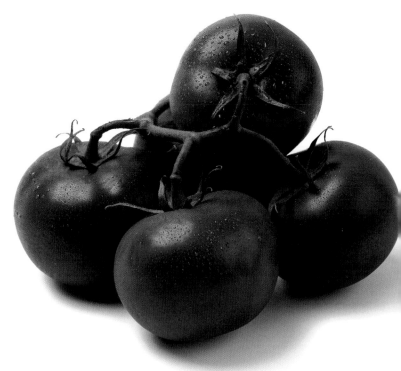

## INGREDIENTS

4 cups chicken broth
2 (3-ounce) skinless, boneless chicken breasts,
    cubed
3 celery stalks, chopped
1/2 medium onion, chopped
2 carrots, chopped*
2 chayote, chopped
2 potatoes, chopped
10 green beans, chopped into 1-inch pieces
1 tomato, chopped
cumin to taste
4 sprigs cilantro

## PROCEDURE

Bring broth to a boil in a large saucepan.
Add chicken, celery, onion, carrots, chayote,
potatoes and green beans. Reduce heat and
simmer until chicken is cooked through. Add
tomatoes and season with cumin to taste.
Ladle soup into individual bowls and serve
hot. Garnish with cilantro.

Serves 4

NUTRITIONAL INFORMATION
CALORIES 190; FAT 1.5g; PROTEIN 13g; FIBER 4g; CALCIUM
81mg; IRON 2mg; VITAMIN A (RE) 485mcg; VITAMIN C 45mg;
FOLATE 131mcg

* WIC Supplemental Food

*Recipe provided by Maria S. Aguirre, WIC
participant*

## NUTRITION TIP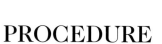

Add brown rice, whole wheat pasta, or couscous
to this home style soup. You will create a hearty
meal and increase the fiber too!

## CONSEJO DE NUTRICIÓN

Añada arroz integral, pasta de trigo integral o
cuscús a esta sopa estilo casero. Logrará preparar
una comida sustanciosa y también aumentará el
contenido de fibra.

# SOPA DE POLLO Y VERDURAS

## INGREDIENTES

4 tazas de caldo de pollo
2 pechugas (3 onzas) de pollo deshuesadas y
    sin la piel, cortadas en cubitos
3 tallos de apio picados
1/2 cebolla mediana picada
2 zanahorias picadas*
2 chayotes picados
2 papas picadas
10 ejotes cortados en pedazos de 1 pulgada
1 tomate picado
comino al gusto
4 ramitas de cilantro

## PREPARACIÓN

Deje que hierva el caldo en una cacerola grande.
Añada el pollo, el apio, la cebolla, las zanahorias,
los chayotes, las papas y los ejotes. Reduzca el
fuego y hierva hasta que el pollo esté bien cocido.
Añada los tomates y condimente con comino al
gusto. Vierta la sopa en tazones individuales y sirva
caliente. Adorne con cilantro.

Sirve 4 porciones

*Alimento Suplemento por WIC

*La receta la proporcionó María S. Aguirre,
participante de WIC*

INFORMACIÓN DE NUTRICIÓN
CALORÍAS 190; GRASA 1.5g; PROTEÍNA 13g; FIBRA 4g; CALCIO
81mg; HIERRO 2mg; VITAMINA A (RE) 485mcg; VITAMINA C
45mg; FOLATO 131mcg

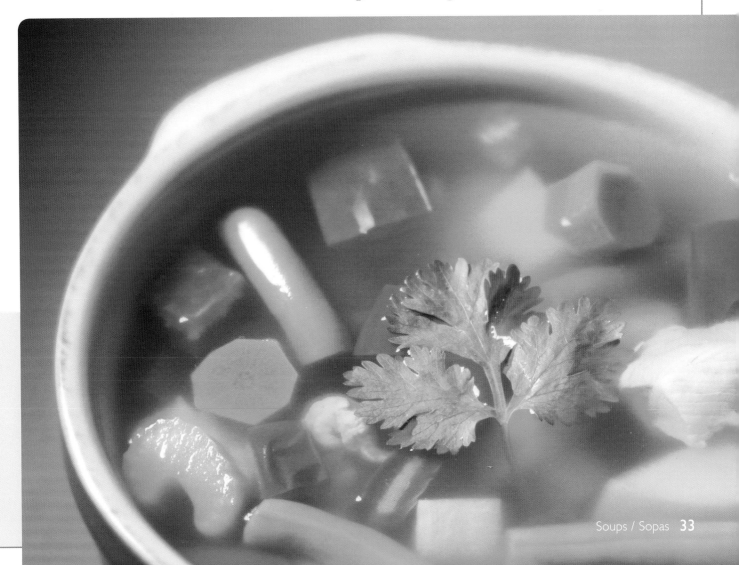

# CREAMY BROCCOLI SOUP

## INGREDIENTS

2 teaspoons olive oil
1 medium onion, diced
3 broccoli crowns, chopped
2 medium potatoes, chopped
1 celery stalk, chopped
2 carrots, shredded*
1 (10-ounce) can nonfat cream of mushroom
  soup
1 (10-ounce) can nonfat cream of chicken soup
3 cups nonfat milk*
salt and pepper to taste

## PROCEDURE

In a saucepan, heat olive oil over medium heat. Sauté onions until tender. Add broccoli, potatoes, celery and carrots. Sauté until crisp tender. Add canned soups and milk, and stir gently to remove lumps. Reduce heat and simmer until vegetables are tender and soup is heated through. Add salt and pepper to taste and serve hot.

Serves 8

* WIC Supplemental Food

*Recipe provided by Liana Jindaryan, WIC participant.*

NUTRITIONAL INFORMATION
CALORIES 160; FAT 4g; PROTEIN 6g; FIBER 3g; CALCIUM 26mg; IRON 0mg; VITAMIN A (RE) 76mcg; VITAMIN C 36mg; FOLATE 31mcg

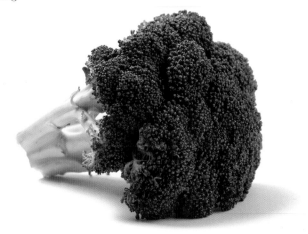

# CREMA DE BRÓCOLI

## INGREDIENTES

2 cucharaditas de aceite de oliva
1 cebolla mediana en cubitos
3 coronas de brócoli picadas
2 papas medianas picadas
1 tallo de apio picado
2 zanahorias ralladas*
1 lata (10 onzas) de crema de sopa de
  champiñones descremada
1 lata (10 onzas) de crema de sopa de
  pollo descremada
3 tazas de leche descremada*
sal y pimienta al gusto

## PREPARACIÓN

En una cacerola caliente el aceite de oliva a fuego medio. Saltee las cebollas hasta que estén blandas. Añada el brócoli, las papas, el apio y las zanahorias. Saltee hasta que estén tiernos y crujientes. Añada las sopas enlatadas y la leche y revuelva suavemente para eliminar los grumos. Reduzca el fuego y deje hervir hasta que las verduras estén tiernas y la sopa esté bien caliente. Añada sal y pimienta al gusto y sirva caliente.

Sirve 8 porciones

*Alimento Suplemento por WIC

*La receta la proporcionó Liana Jindaryan, participante de WIC*

INFORMACIÓN DE NUTRICIÓN
CALORÍAS 160; GRASA 4g; PROTEÍNA 6g; FIBRA 3g; CALCIO 26mg; HIERRO 0mg; VITAMINA A (RE) 76mcg; VITAMINA C 36mg; FOLATO 31mcg

## NUTRITION TIP

To make this hearty soup into a meal, serve with crusty whole wheat bread and a simple green salad.

## CONSEJO DE NUTRICIÓN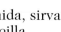

Para hacer de esta sopa sustanciosa una comida, sirva con pan de trigo integral crujiente y una sencilla ensalada de lechuga.

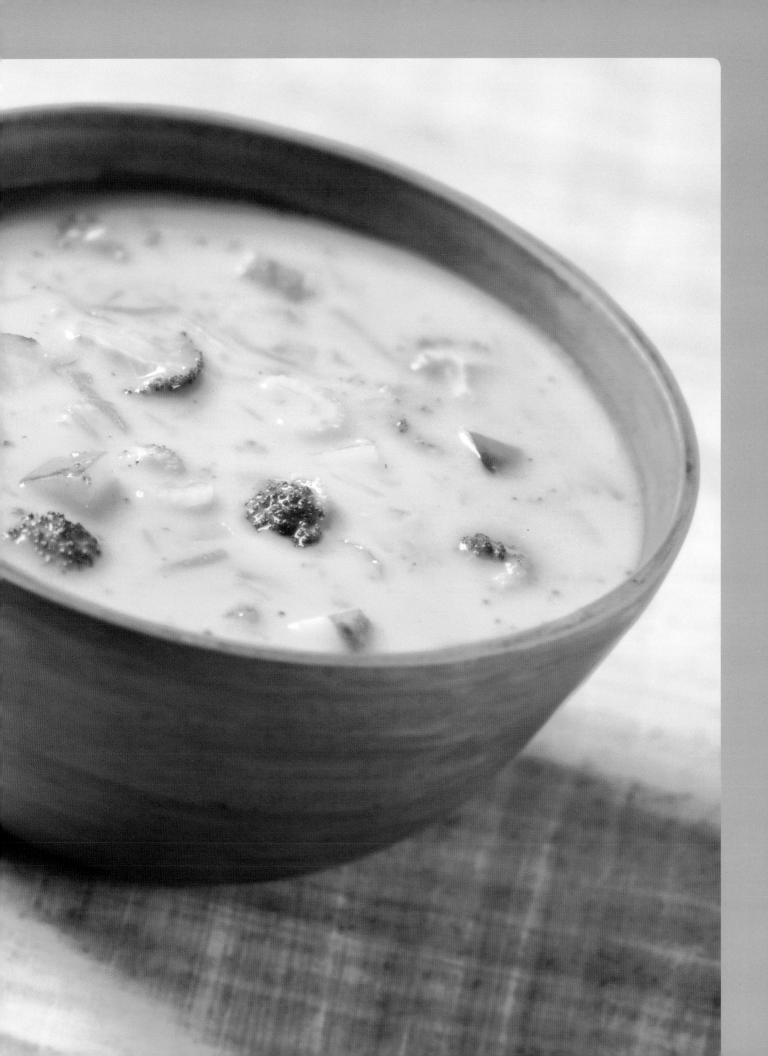

# SPINACH AND TOMATO SOUP

## INGREDIENTS

1 1/2 teaspoons olive oil
1/2 medium onion, chopped
1 clove garlic, minced
1 1/2 cups tomato salsa
1 cup vegetable juice*
2 (14.5-ounce) cans whole tomatoes, undrained and chopped
1 (10 3/4-ounce) can condensed, reduced-fat tomato soup, undiluted
1 (10-ounce) package frozen chopped spinach

## PROCEDURE

Heat olive oil in a large saucepan over medium-high heat. Add onion and garlic. Sauté until onions are translucent. Add salsa, vegetable juice, tomatoes, tomato soup and spinach. Bring to a boil. Cover, reduce heat and simmer until heated through, about 15 minutes.

Serves 4

* WIC Supplemental Food

NUTRITIONAL INFORMATION
CALORIES 190; FAT 2.5g; PROTEIN 6g; FIBER 5g; CALCIUM 120mg; IRON 3mg; VITAMIN A (RE) 210mcg; VITAMIN C 62mg; FOLATE 94mcg

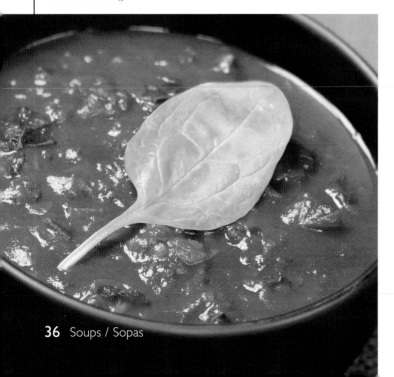

# SOPA DE ESPINACA Y TOMATE

## INGREDIENTES

1 1/2 cucharaditas de aceite de oliva
1/2 cebolla mediana picada
1 diente de ajo picado
1 1/2 tazas de salsa de tomate
1 taza de jugo de verduras*
2 latas (14.5 onzas) de tomates enteros, sin escurrir y picados
1 lata (10 3/4 onzas) de sopa condensada de tomate de grasa reducida, sin diluir
1 paquete (10 onzas) de espinacas congeladas picadas

## PREPARACIÓN

Caliente el aceite de oliva en una cacerola mediana a fuego medio alto. Añada la cebolla y el ajo. Saltee las cebollas hasta que estén transparentes. Añada la salsa, el jugo de verduras, los tomates, la sopa de tomate y las espinacas. Deje que hierva. Cubra y deje que hierva a fuego lento hasta que esté bien caliente, aproximadamente 15 minutos.

Sirve 4 porciones

*Alimento Suplemento por WIC

INFORMACIÓN DE NUTRICIÓN
CALORÍAS 190; GRASA 2.5g; PROTEÍNA 6g; FIBRA 5g; CALCIO 120mg; HIERRO 3mg; VITAMINA A (RE) 210mcg; VITAMINA C 62mg; FOLATO 94mcg

## NUTRITION TIP

Spinach is a good source of calcium but when uncooked the calcium is bound up with other nutrients and your body cannot use it. Cooking spinach frees up the calcium and allows your body to absorb it.

## CONSEJO DE NUTRICIÓN

Las espinacas son una buena fuente de calcio pero cuando están crudas el calcio se fija a otros nutrientes y el organismo no puede usarlo. Al cocinar las espinacas se libera el calcio y permite que el organismo lo absorba.

# CHILLED BERRY SOUP

## INGREDIENTS

3 cups orange juice*
3 cups nonfat vanilla yogurt
2 tablespoons lemon juice
1 tablespoon sugar
3 cups strawberries, sliced
cinnamon to taste
nutmeg to taste
6 sprigs of mint

## PROCEDURE

In a large bowl, whisk together orange juice, yogurt, lemon juice and sugar. Cover and chill in the refrigerator. Just before serving, spoon one half cup of strawberries into a soup bowl. Ladle the chilled yogurt and juice mixture over the berries. Lightly dust with cinnamon and nutmeg, and garnish with mint. Serve immediately.

Serves 6

* WIC Supplemental Food

*Recipe provided by Kimberly Neill, WIC participant*

NUTRITIONAL INFORMATION
CALORIES 210; FAT 1g; PROTEIN 6g; FIBER 7g; CALCIUM 63mg; IRON 0mg; VITAMIN A (RE) 29mcg; VITAMIN C 6mg; FOLATE 45mcg

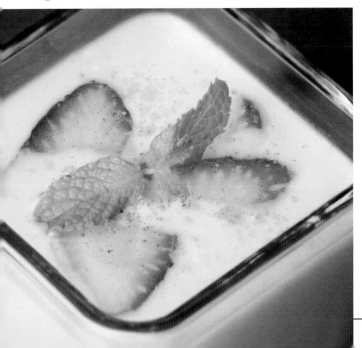

# SOPA HELADA DE FRESA

## INGREDIENTES

3 tazas de jugo de naranja*
3 tazas de yogur de vainilla descremado
2 cucharadas de jugo de limón
1 cucharada de azúcar
3 tazas de fresas en rodajas
canela al gusto
nuez moscada al gusto
6 ramitas de menta

## PREPARACIÓN

En un tazón grande mezcle el jugo de naranja, el yogur, el jugo de limón y el azúcar. Cubra y enfríe en el refrigerador. Inmediatamente antes de servir, vierta media taza de fresas en un tazón de sopa. Vierta la mezcla fría de jugo y yogur sobre las fresas. Espolvoree ligeramente con canela y nuez moscada, y adorne con menta. Sirva de inmediato.

Sirve 6 porciones

*Alimento Suplemento por WIC*

*La receta la proporcionó Kimberly Neill, participante de WIC*

INFORMACIÓN DE NUTRICIÓN
CALORÍAS 210; GRASA 1g; PROTEÍNA 6g; FIBRA 7g; CALCIO 63mg; HIERRO 0mg; VITAMINA A (RE) 29mcg; VITAMINA C 6mg; FOLATO 45mcg

## NUTRITION TIP

All types of berries stay fresher when they are kept cool and dry, so keep them loosely covered in the refrigerator and wash them just before eating or using in a recipe.

## CONSEJO DE NUTRICIÓN

Todos los tipos de bayas permanecen frescos cuando se mantienen fríos y secos, así que manténgalos cubiertos levemente en el refrigerador y lávelos inmediatamente antes de comerlos o usarlos en una receta.

# SPLIT PEA SOUP

## INGREDIENTS

1 tablespoon olive oil
1 large carrot, chopped*
1 large celery stalk, chopped
1/2 medium onion, chopped
1 bay leaf
6-8 cups fat-free chicken broth
1 pound dried split peas*
salt and pepper to taste

## PROCEDURE

In a large saucepan, heat oil over medium heat. Add carrot, celery, onion and bay leaf and sauté for 5 minutes. Add broth and split peas. Bring to a boil over high heat. Lower heat and simmer until peas are tender, about 1 hour. Puree 2/3 of soup in a blender and then stir back into pot. Season with salt and pepper. If soup is too thick, thin it by adding extra broth and bring to a boil for additional 20 seconds.

Serves 6

* WIC Supplemental Food

NUTRITIONAL INFORMATION

CALORIES 320; FAT 3g; PROTEIN 21g; FIBER 1g; CALCIUM 13mg; IRON 2mg; VITAMIN A (RE) 156mcg; VITAMIN C 2mg; FOLATE 4mcg

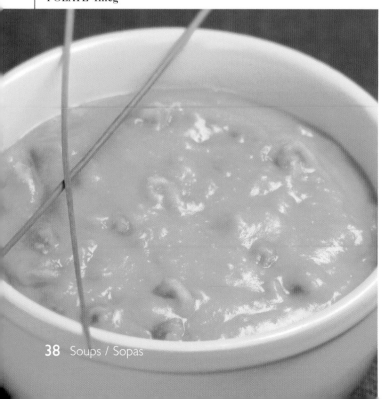

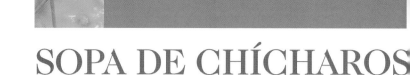

# SOPA DE CHÍCHAROS

## INGREDIENTES

1 cucharada de aceite de oliva
1 zanahoria grande picada*
1 tallo grande de apio picado
1/2 cebolla mediana picada
1 hoja de laurel
6 a 8 tazas de caldo de pollo sin grasa
1 libra de chícharos secos*
sal y pimienta al gusto

## PREPARACIÓN

En una cacerola grande caliente el aceite a fuego medio. Añada la zanahoria, el apio, la cebolla y la hoja de laurel y saltee durante 5 minutos. Añada el caldo y los chícharos. Deje que hierva a fuego alto. Reduzca el fuego y hierva hasta que los chícharos estén blandos, aproximadamente 1 hora. Bata 2/3 de la sopa en la licuadora hasta hacerla puré. Viértala de nuevo en la cacerola. Condimente con sal y pimienta. Si la sopa está demasiado espesa, añada caldo y deje que hierva durante 20 segundos adicionales.

Sirve 6 porciones

*Alimento Suplemento por WIC

CALORÍAS 320; GRASA 3g; PROTEÍNA 21g; FIBRA 1g; CALCIO 13mg; HIERRO 2mg; VITAMINA A (RE) 156mcg; VITAMINA C 2mg; FOLATO 4mcg

## NUTRITION TIP

When pureeing hot liquids in a blender, be sure to allow some air in by only placing the lid on loosely. When the blender is on, the heat from the liquid can build up and cause it to splatter.

## CONSEJO DE NUTRICIÓN

Cuando coloque líquidos calientes en la licuadora para hacer un puré, asegúrese de dejar entrar algo de aire dejando la tapa floja. Cuando la licuadora esté encendida, el calor del líquido puede acumularse y causar que salpique.

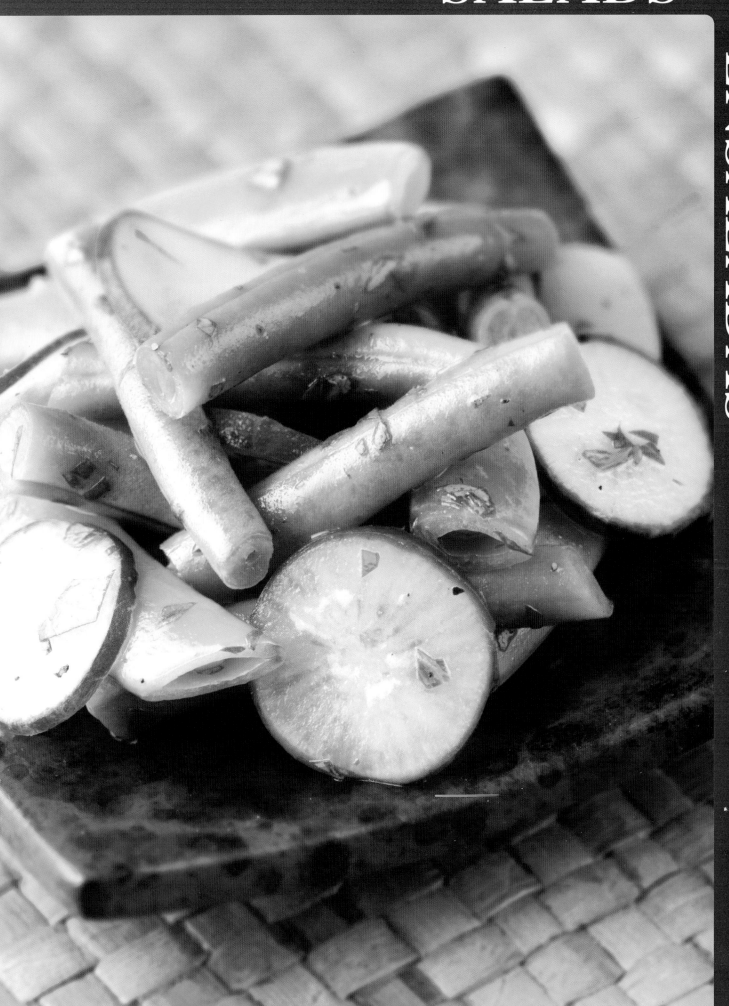

# BLACK BEAN AND AVOCADO SALAD

## INGREDIENTS

1 (16-ounce) can black beans, drained and rinsed, or 2 cups cooked black beans*
2 medium carrots, diced*
2 medium tomatoes, diced
1/2 medium red onion, diced
1 avocado, diced
1 tablespoon olive oil
salt and pepper to taste

## PROCEDURE

In a large bowl, combine beans, carrots, tomatoes, red onion and avocado. Toss with olive oil and season with salt and pepper to taste. Serve chilled.

Serves 6

*WIC Supplemental Food*

NUTRITIONAL INFORMATION
CALORIES 140; FAT 7g; PROTEIN 4g; FIBER 7g; CALCIUM 43mg; IRON 1mg; VITAMIN A (RE) 282mcg; VITAMIN C 14mg; FOLATE 32mcg

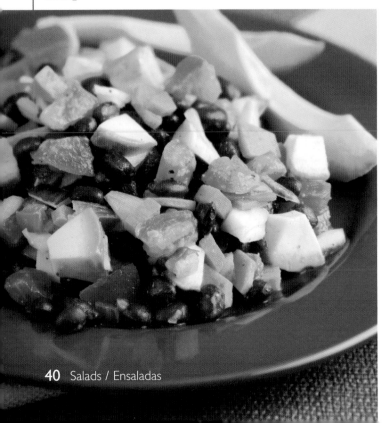

# ENSALADA DE FRIJOLES NEGROS Y AGUACATE

## INGREDIENTES

1 lata (16 onzas) de frijoles negros, escurridos y enjuagados o 2 tazas de frijoles negros cocidos*
2 zanahorias medianas en cubitos*
2 tomates medianos en cubitos
1/2 cebolla roja mediana en cubitos
1 aguacate en cubitos
1 cucharada de aceite de oliva
sal y pimienta al gusto

## PREPARACIÓN

En un tazón grande mezcle los frijoles, las zanahorias, los tomates, la cebolla roja y el aguacate. Mezcle con aceite de oliva y sazone con sal y pimienta al gusto. Sírvala fría.

Sirve 6 porciones

*Alimento Suplemento por WIC*

INFORMACIÓN DE NUTRICIÓN
CALORÍAS 140; GRASA 7g; PROTEÍNA 4g; FIBRA 7g; CALCIO 43mg; HIERRO 1mg; VITAMINA A (RE) 282mcg; VITAMINA C 14mg; FOLATO 32mcg

## NUTRITION TIP

Beans are a good source of protein, fiber and folic acid. With so many different varieties, such as garbanzos, kidneys and white beans, it is not hard to find one you like!

## CONSEJO DE NUTRICIÓN

Los frijoles son una buena fuente de proteína, fibra y ácido fólico. Con tantas variedades, como garbanzos, frijoles rojos y blancos, no es difícil encontrar uno que le guste.

# PICKLED CUCUMBER SALAD

## INGREDIENTS

1/2 cup vinegar
1/4 cup sugar
salt and pepper to taste
4 pickling cucumbers, sliced

## PROCEDURE

In a small bowl, whisk together vinegar, sugar, salt and pepper. Toss with cucumbers and allow to chill.

Serves 4

*Recipe provided by Ning Camanzo, RD, CLE, WIC employee*

CALORIES 100; FAT 0g; PROTEIN 3g; FIBER 3g; CALCIUM 60mg; IRON 1mg; VITAMIN A (RE) 60mcg; VITAMIN C 18mg; FOLATE 0mcg

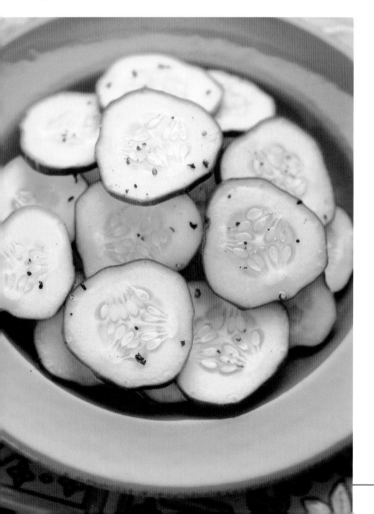

# ENSALADA DE PEPINILLOS ENCURTIDOS

## INGREDIENTES

1/2 taza de vinagre
1/4 taza de azúcar
sal y pimienta al gusto
4 pepinillos encurtidos en rodajas

## PREPARACIÓN

En un tazón pequeño, bata el vinagre, el azúcar, sal y pimienta. Mezcle con los pepinillos y deje que se enfríe.

Sirve 4 porciones

*La receta la proporcionó Ning Camanzo, RD, CLE, empleada de WIC*

INFORMACIÓN DE NUTRICIÓN
CALORÍAS 100; GRASA 0g; PROTEÍNA 3g; FIBRA 3g; CALCIO 60mg; HIERRO 1mg; VITAMINA A (RE) 60mcg; VITAMINA C 18mg; FOLATO 0mcg

## NUTRITION TIP

Pickling cucumbers, while sometimes hard to find in the supermarkets, are easily spotted at *farmers' markets* by their smaller size and harder, bumpy skins. Look for names like gherkin, cornichon, kirby or lemon cucumbers.

## CONSEJO DE NUTRICIÓN

Los pepinillos encurtidos en ocasiones son difíciles de encontrar en los supermercados, pero pueden encontrarse con frecuencia en los mercados al aire libre tipo tianguis o *farmers' markets* por su tamaño pequeño y su piel más dura y desigual. Busque nombres como gherkin, cornichon, Kirby o pepinos de limón.

# RAINBOW PEPPER SALAD

## INGREDIENTS

1 green bell pepper, julienned
1 red bell pepper, julienned
1 yellow bell pepper, julienned
1 orange bell pepper, julienned
1/2 red onion, julienned
1/2 white onion, julienned
1 small bunch spinach, remove stems, chopped
1/4 cup olive oil
1/4 cup lemon juice
salt and pepper to taste

## PROCEDURE

In a large bowl, combine bell peppers, onions and spinach. In a smaller bowl, whisk together olive oil and lemon juice. Toss with vegetables and season with salt and pepper to taste. Serve chilled.

Serves 4

*Recipe provided by Armine Avagyan, WIC participant*

NUTRITIONAL INFORMATION
CALORIES 180; FAT 15g; PROTEIN 4g; FIBER 4g; CALCIUM 98mg; IRON 2mg; VITAMIN A (RE) 911mcg; VITAMIN C 176mg; FOLATE 187mcg

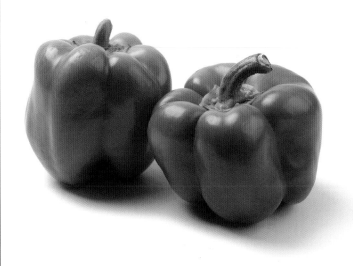

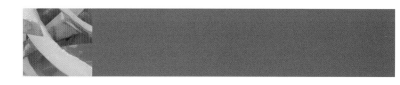

# ENSALADA ARCO IRIS DE PIMIENTOS

## INGREDIENTES

1 pimiento morrón verde cortado en tiras largas (juliana)
1 pimiento morrón rojo cortado en tiras largas
1 pimiento morrón amarillo cortado en tiras largas
1 pimiento morrón anaranjado cortado en tiras largas
1/2 cebolla roja cortada en tiras largas
1/2 cebolla blanca cortada en tiras largas
1 racimo pequeño de espinacas sin tallo y picadas
1/4 taza de aceite de oliva
1/4 taza de jugo de limón
sal y pimienta al gusto

## PREPARACIÓN

En un tazón grande, mezcle los pimientos morrones, las cebollas y las espinacas. En un tazón más pequeño, bata a mano el aceite de oliva y el jugo de limón. Mezcle con las verduras y sazone con sal y pimienta al gusto. Sírvala fría.

Sirve 4 porciones

*La receta la proporcionó Armine Avagyan, participante de WIC*

INFORMACIÓN DE NUTRICIÓN
CALORÍAS 180; GRASA 15g; PROTEÍNA 4g; FIBRA 4g; CALCIO 98mg; HIERRO 2mg; VITAMINA A (RE) 991mcg; VITAMINA C 176mg; FOLATO 187mcg

## NUTRITION TIP

Julienne is a French term meaning to cut food into long, thin strips, about the size of large matchsticks.

## CONSEJO DE NUTRICIÓN

Juliana proviene del término francés *julienne* que significa cortar en tiras largas y delgadas, del tamaño de palillos grandes.

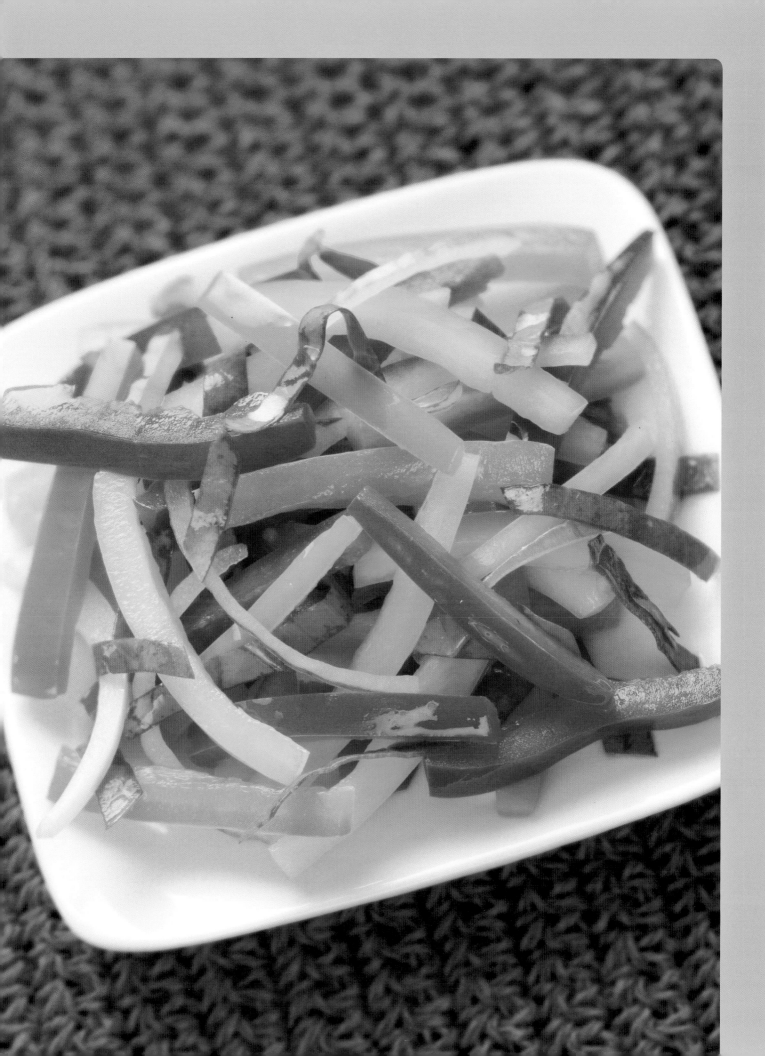

# GREEN VEGGIE DRESSING

## INGREDIENTS

1 cup of parsley, leaves only
1 bunch of spinach, stems removed
1 small zucchini, chopped
10 leaves basil
1 clove garlic
1/4 cup avocado
1 cup nonfat plain yogurt
1 teaspoon lemon juice
salt and pepper to taste

## PROCEDURE

In a blender or food processor, blend all ingredients until smooth. Toss dressing with your favorite green salad.

Serves 4

*Recipe provided by Kimberly Neill, WIC participant*

NUTRITIONAL INFORMATION
CALORIES 70; FAT 2g; PROTEIN 6g; FIBER 4g; CALCIUM 190mg; IRON 3mg; VITAMIN A (RE) 988mcg; VITAMIN C 57mg; FOLATE 210mcg

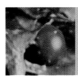

# ADEREZO DE VERDURAS VERDES

## INGREDIENTES

1 taza de perejil, solamente las hojas
1 racimo de espinacas sin los tallos
1 calabacita pequeña picada
10 hojas de albahaca
1 diente de ajo
1/4 taza de aguacate
1 taza de yogur natural descremado
1 cucharadita de jugo de limón
sal y pimienta al gusto

## PREPARACIÓN

En la licuadora o el procesador de alimentos, mezcle todos los ingredientes hasta que estén homogéneos. Mezcle el aderezo en su ensalada verde favorita.

Sirve 4 porciones

*La receta la proporcionó Kimberly Neill, participante de WIC*

INFORMACIÓN DE NUTRICIÓN
CALORÍAS 70; GRASA 2g; PROTEÍNA 6g; FIBRA 4g; CALCIO 190mg; HIERRO 3mg; VITAMINA A (RE) 988mcg; VITAMINA C 57mg; FOLATO 210mcg

## NUTRITION TIP

This dressing can be personalized with your favorite herbs and spices. Try adding chives, dill or cilantro.

## CONSEJO DE NUTRICIÓN

Este aderezo puede personalizarse con sus hierbas y especias favoritas. Pruebe añadiendo cebollinos, eneldo o cilantro.

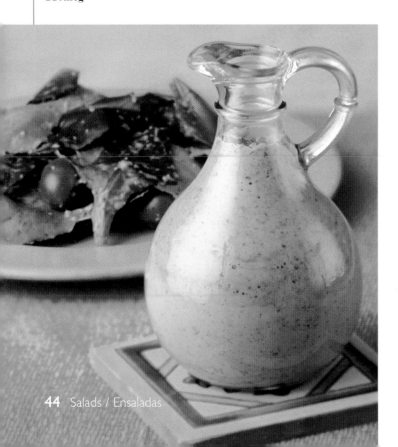

# TANGY SUNSHINE SALAD

## INGREDIENTS

3 cups seedless watermelon, cubed or balled
2 cups seedless green grapes
1/2 red bell pepper, diced
1/4 cup parsley, chopped
1 large yellow tomato, diced
1 large red tomato, diced
1 tablespoon balsamic vinegar
salt and pepper to taste

## PROCEDURE

In a large bowl, combine all ingredients. Toss with balsamic vinegar. Add more vinegar, salt and pepper to taste. Serve chilled.

Serves 4

NUTRITIONAL INFORMATION
CALORIES 120; FAT 0.5g; PROTEIN 3g; FIBER 3g; CALCIUM 37mg; IRON 1mg; VITAMIN A (RE) 217mcg; VITAMIN C 66mg; FOLATE 41mcg

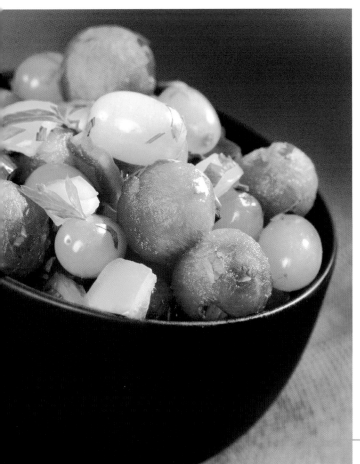

# ENSALADA ÁCIDA DEL SOL

## INGREDIENTES

3 tazas de sandía sin semillas en cubitos o bolitas
2 tazas de uvas verdes sin semilla
1/2 pimiento morrón rojo en cubitos
1/4 taza de perejil picado
1 tomate amarillo grande en cubitos
1 tomate rojo grande en cubitos
1 cucharada de vinagre balsámico
sal y pimienta al gusto

## PREPARACIÓN

En un tazón grande, mezcle todos los ingredientes. Añada el vinagre balsámico. Añada más vinagre, sal y pimienta al gusto. Sírvala fría.

Sirve 4 porciones

INFORMACIÓN DE NUTRICIÓN
CALORÍAS 120; GRASA 0.5g; PROTEÍNA 3g; FIBRA 3g; CALCIO 37mg; HIERRO 1mg; VITAMINA A (RE) 217mcg; VITAMINA C 66mg; FOLATO 41mcg

## NUTRITION TIP

This is a great recipe for growing bones and healthy skin. In addition to vitamins A and C from the watermelon and tomatoes, fresh mozzarella cheese can be added for an additional calcium boost.

## CONSEJO DE NUTRICIÓN

Ésta es una gran receta para los huesos en crecimiento y la piel sana. Además de las vitaminas A y C de la sandía y los tomates, el queso mozzarella fresco puede añadir un refuerzo de calcio adicional.

# BEET SALAD

## INGREDIENTS

3 potatoes, boiled and chopped
2 beets, trimmed, cooked and chopped
1 (16-ounce) can kidney beans, drained and rinsed or 2 cups cooked kidney beans*
3 dill pickles, chopped
1/2 bunch parsley, chopped
1/2 bunch green onions, chopped
1 tablespoon olive oil
juice of 1 lemon
salt and pepper to taste

## PROCEDURE

In a large bowl, combine potatoes, beets, kidney beans, pickles, parsley and green onions. Toss with olive oil and lemon juice. Season with salt and pepper to taste. Allow to chill for one hour before serving.

Serves 4

* WIC Supplemental Food

*Recipe provided by Vialeta Bazikyan, WIC participant*

NUTRITIONAL INFORMATION
CALORIES 300; FAT 4.5g; PROTEIN 12g; FIBER 14g; CALCIUM 31mg; IRON 1mg; VITAMIN A (RE) 78mcg; VITAMIN C 31mg; FOLATE 154mcg

---

## NUTRITION TIP

Choose firm, smooth beets with a deep red color. Wash them well and trim the tops leaving a one-inch sprig to allow for easy handling after cooking. To cook, submerge in boiling water until easily pierced with a fork, about 35-55 minutes. Allow to cool and gently rub off the skins.

## CONSEJO DE NUTRICIÓN

Elija betabeles firmes y tersos con un color rojo intenso. Lávelos bien y recorte la parte superior dejando la rama de una pulgada para permitir el manejo fácil después de cocerlos. Para cocinarlos, sumérjalos en agua hirviendo hasta que estén suaves al picarlos con un tenedor, aproximadamente de 35 a 55 minutos. Deje que se enfríen y talle suavemente para pelarlos.

# ENSALADA DE BETABEL

## INGREDIENTES

3 papas hervidas y picadas
2 betabeles recortados, cocidos y picados
1 lata (16 onzas) de frijoles rojos, escurridos y enjuagados o 2 tazas de frijoles rojos cocidos*
3 pepinos encurtidos picados
1/2 racimo de perejil picado
1/2 racimo de cebolletas picadas
1 cucharada de aceite de oliva
jugo de 1 limón
sal y pimienta al gusto

## PREPARACIÓN

En un tazón grande mezcle las papas, los betabeles, los frijoles rojos, los pepinos, el perejil y las cebolletas. Mezcle con aceite de oliva y jugo de limón. Condimente con sal y pimienta al gusto. Deje que se enfríe durante una hora antes de servirla.

Sirve 4 porciones

*Alimento Suplemento por WIC

*La receta la proporcionó Vialeta Bazikyan, participante de WIC*

INFORMACIÓN DE NUTRICIÓN
CALORÍAS 300; GRASA 4.5g; PROTEÍNA 12g; FIBRA 14g; CALCIO 31mg; HIERRO 1mg; VITAMINA A (RE) 78mcg; VITAMINA C 31mg; FOLATO 154mcg

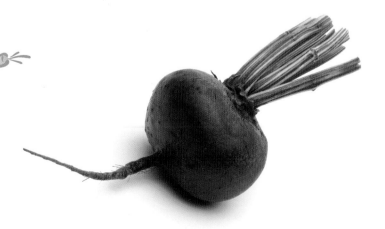

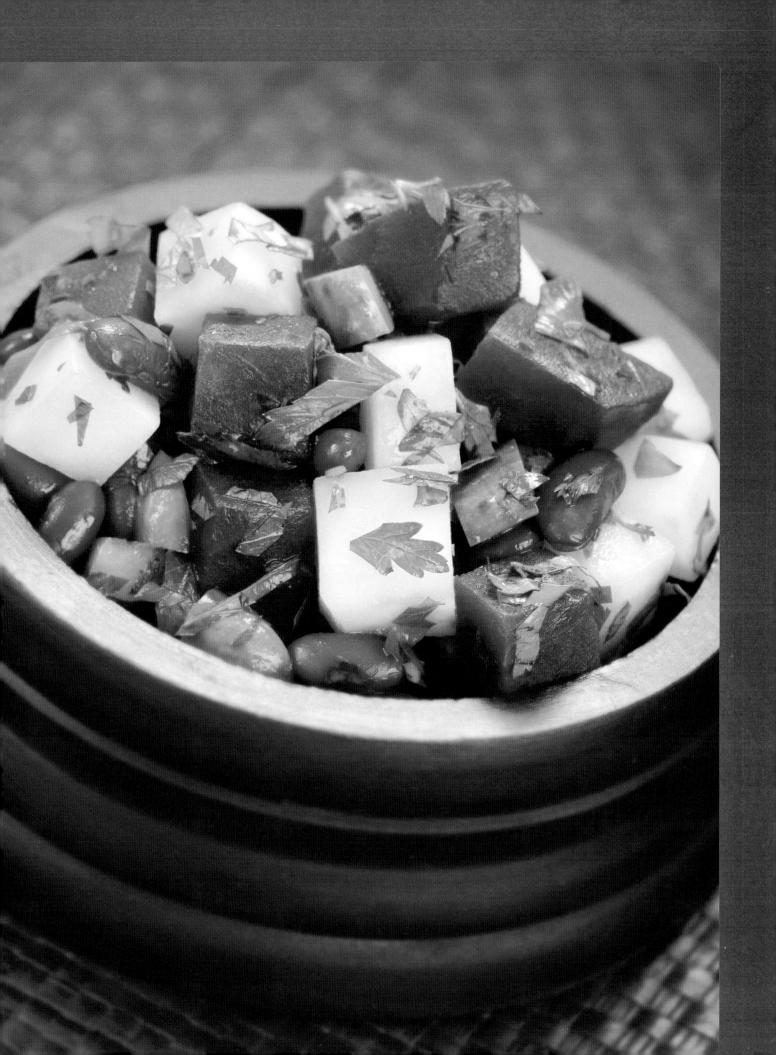

# SNAP PEA SALAD WITH RADISH AND LIME

## INGREDIENTS

2 cups sugar snap peas, trimmed and halved
3 cups green beans, cut into one-inch pieces
3 tablespoons lime juice
2 tablespoons olive oil
1/2 cup cilantro, chopped
10 radishes, trimmed and thinly sliced
salt and pepper to taste

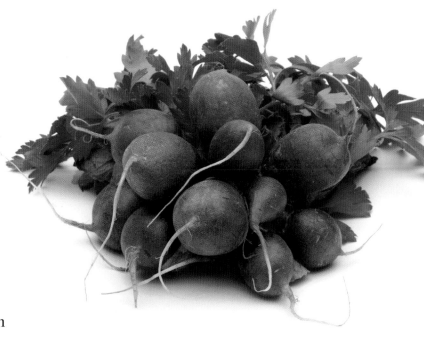

## PROCEDURE

Steam snap peas and green beans in the microwave or in a large pot over 1-inch of boiling water until crisp tender, about 4-5 minutes. Drain through a colander and run under cold water. Transfer to refrigerator and chill for about 20 minutes. Whisk lime juice, olive oil, cilantro in a large bowl. Add snap peas, green beans and radishes. Toss to coat and season with salt and pepper to taste. Serve chilled.

Serves 4

NUTRITIONAL INFORMATION
CALORIES 130; FAT 7g; PROTEIN 4g; FIBER 6g; CALCIUM 84mg; IRON 1mg; VITAMIN A (RE) 71mcg; VITAMIN C 25mcg; FOLATE 38mcg

*Recipe provided by Zita Flores, RD, CLE, WIC employee*

## NUTRITION TIP

With their crisp texture, peppery flavor and bright reddish pink color, raw radishes are great in salads and on vegetable platters. You can easily substitute jicama in this recipe if the radishes are too hot for your taste.

## CONSEJO DE NUTRICIÓN

Con la textura crujiente, el sabor a pimienta y el brillante color rosa de los rábanos, los rábanos crudos son deliciosos en ensaladas y en platillos de verduras. Si los rábanos son muy picantes para usted, puede sustituirlos fácilmente por jícama.

# ENSALADA DE VAINAS DE CHÍCHAROS DULCES CON RÁBANOS Y LIMAS

## INGREDIENTES

2 tazas de vainas de chícharos dulces, recortados y cortados a la mitad

3 tazas de ejotes cortados en trozos de una pulgada

3 cucharadas de jugo de lima

2 cucharadas de aceite de oliva

1/2 taza de cilantro picado

10 rábanos recortados y en rodajas finas

sal y pimienta al gusto

## PREPARACIÓN

Cocine al vapor las vainas y los ejotes en el horno de microondas o en una cacerola grande, en una pulgada de agua hirviendo hasta que estén tiernos y crujientes, aproximadamente 4 a 5 minutos. Escurra en un colador y enjuague con agua fría. Colóquelos en el refrigerador y deje enfriar durante 20 minutos aproximadamente. Bata el jugo de lima, el aceite de oliva y el cilantro en un tazón grande. Añada las vainas, los ejotes y los rábanos. Mezcle bien y sazone con sal y pimienta al gusto. Sírvala fría.

Sirve 4 porciones

*La receta la proporcionó Zita Flores, RD, CLE, empleada de WIC*

INFORMACIÓN DE NUTRICIÓN
CALORÍAS 130; GRASA 7g; PROTEÍNA 4g; FIBRA 6g; CALCIO 84mg; HIERRO 1mg; VITAMINA A (RE) 71mcg; VITAMINA C 25mg; FOLATO 38mcg

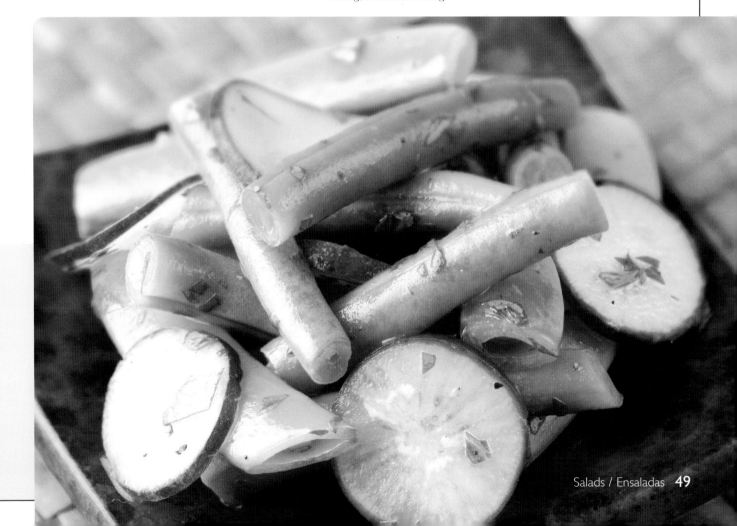

# PURPLE CABBAGE SALAD

## INGREDIENTS

1/2 head of purple cabbage, shredded
4 carrots, grated*
4 green onions, chopped
1/2 bunch cilantro, chopped
3 tablespoon apple cider vinegar
2 tablespoon canola oil
1 tablespoon lemon juice
salt and pepper to taste

## PROCEDURE

In a large bowl combine cabbage, carrots, green onions and cilantro. In a smaller bowl, whisk together apple cider vinegar, canola oil and lemon juice. Toss dressing with vegetables. Season with salt and pepper to taste.

Serves 6

* WIC Supplemental Food

*Recipe provided by Anush Arakelyan, WIC participant*

NUTRITIONAL INFORMATION
CALORIES 90; FAT 5g; PROTEIN 2g; FIBER 3g; CALCIUM 51mg; IRON 0mg; VITAMIN A (RE) 585mcg; VITAMIN C 45mg; FOLATE 26mcg

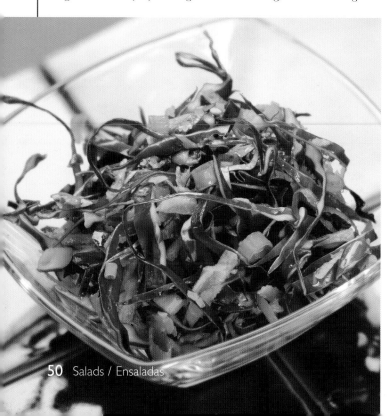

# ENSALADA DE REPOLLO MORADO

## INGREDIENTES

1/2 cabeza de repollo morado rallado
4 zanahorias ralladas*
4 cebolletas picadas
1/2 racimo de cilantro picado
3 cucharadas de vinagre de manzana
2 cucharadas de aceite de canola
1 cucharada de jugo de limón
sal y pimienta al gusto

## PREPARACIÓN

En un tazón grande mezcle el repollo, las zanahorias, las cebolletas y el cilantro. En un tazón más pequeño, bata a mano el vinagre de manzana, el aceite de canola y el jugo de limón. Mezcle el aderezo con las verduras. Condimente con sal y pimienta al gusto.

Sirve 6 porciones

*Alimento Suplemento por WIC

*La receta la proporcionó Anush Arakelyan, participante de WIC*

INFORMACIÓN DE NUTRICIÓN
CALORÍAS 90; GRASA 5g; PROTEÍNA 2g; FIBRA 3g; CALCIO 51mg; HIERRO 0mg; VITAMINA A (RE) 585mcg; VITAMINA C 45mg; FOLATO 26mcg

## NUTRITION TIP

In addition to adding a beautiful bright color, one cup of red cabbage provides over six times the amount of vitamin A and almost twice the vitamin C as the same amount of green cabbage.

## CONSEJO DE NUTRICIÓN

Además de añadir un color brillante, una taza de repollo morado proporciona más de seis veces la cantidad de vitamina A y casi el doble de vitamina C que la misma cantidad de repollo verde.

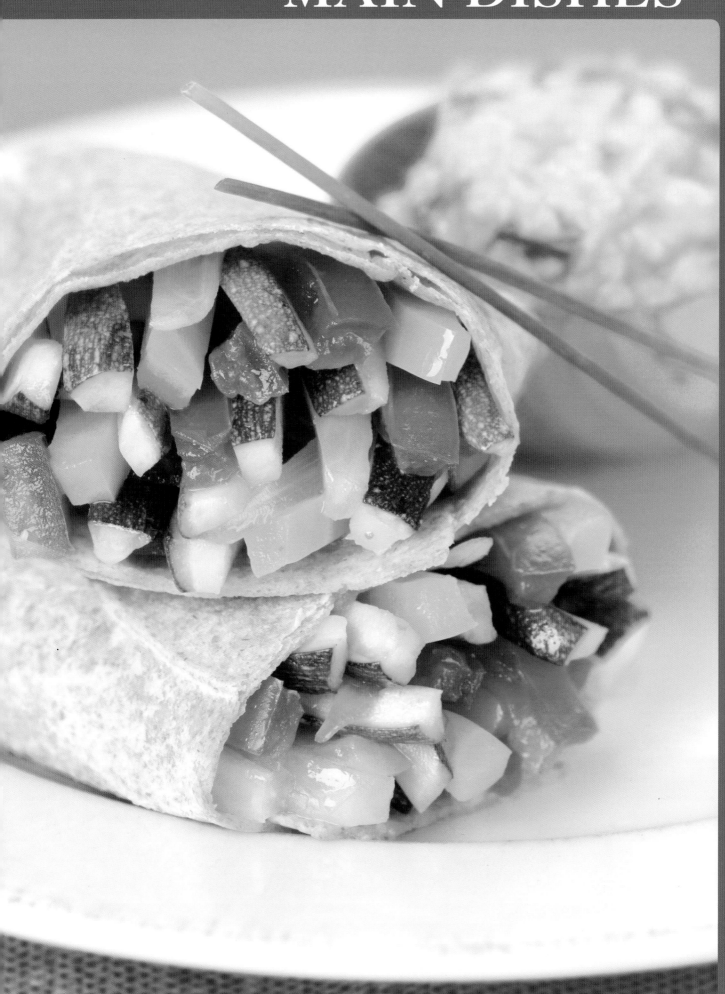

# BANANA WRAP

## INGREDIENTS

1 whole wheat or flour tortilla
1 tablespoon peanut butter*
1 tablespoon strawberry or grape jelly
1 large banana, peeled

## PROCEDURE

Spread peanut butter on one side of tortilla. Spread jelly over peanut butter. Place banana at edge of tortilla. Roll tortilla until banana is completely wrapped up. Serve with a side of fruit or vegetables and a tall glass of low-fat milk.

Serves 1

* WIC Supplemental Food

NUTRITIONAL INFORMATION
CALORIES 320; FAT 9g; PROTEIN 8g; FIBER 6g; CALCIUM 22mg; IRON 1mg; VITAMIN A (RE) 7mcg; VITAMIN C 10mg; FOLATE 43mcg

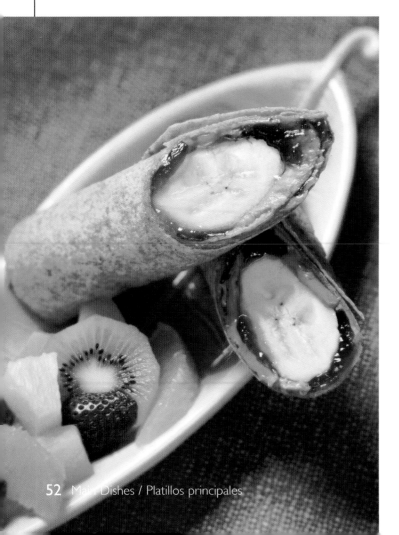

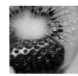

# ROLLITO DE PLÁTANO

## INGREDIENTES

1 tortilla de trigo integral o harina
1 cucharada de mantequilla de cacahuate*
1 cucharada de jalea de fresa o uva
1 plátano grande pelado

## PREPARACIÓN

Unte la mantequilla de cacahuate en un lado de la tortilla. Unte la jalea sobre la mantequilla de cacahuate. Coloque el plátano en el borde de la tortilla. Enrolle la tortilla hasta que esté completamente envuelta. Acompañe con frutas o verduras y un vaso alto de leche descremada.

Sirve 1 porción

*Alimento Suplemento por WIC

INFORMACIÓN DE NUTRICIÓN
CALORÍAS 320; GRASA 9g; PROTEÍNA 8g; FIBRA 6g; CALCIO 22mg; HIERRO 1mg; VITAMINA A (RE) 7mcg; VITAMINA C 10mg; FOLATO 43mcg

## NUTRITION TIP

Serve this fun wrap in place of an ordinary peanut butter and jelly sandwich. Using whole wheat tortillas adds extra fiber.

## CONSEJO DE NUTRICIÓN

Sirva este delicioso rollito en lugar de un simple sándwich de mantequilla de cacahuate y jalea. El uso de tortillas de trigo integral aumenta el contenido de fibra.

# EASY ASIAN STIR FRY

## INGREDIENTS

1 pound extra lean ground beef
1/2 tablespoon garlic salt
3/4 cup celery, sliced
1 cup bean sprouts
1/2 cup green onions, chopped
2 cups snow peas, cut into one-inch pieces
2 cups green beans, cut into one-inch pieces
3 tablespoons reduced sodium soy sauce

## PROCEDURE

In a skillet over high heat, cook ground beef with garlic salt until beef is browned. Drain excess fat. Add all vegetables and cook until crisp tender. Stir in soy sauce. Serve over rice.

Serves 8

*Recipe provided by Victoria Uribe, WIC participant*

NUTRITIONAL INFORMATION
CALORIES 110; FAT 2.5g; PROTEIN 14g; FIBER 3g; CALCIUM 44mg; IRON 2mg; VITAMIN A (RE) 50mcg; VITAMIN C 27mg; FOLATE 30mcg

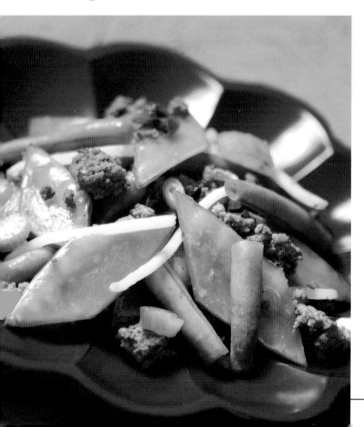

# SALTEADO MIXTO RÁPIDO ESTILO ORIENTAL

## INGREDIENTES

1 libra de carne molida extra magra
1/2 cucharada de sal de ajo
3/4 taza de apio en rodajitas
1 taza de germinado de soya
1/2 taza de cebolletas picadas
2 tazas de vainas de chícharos mollares cortados en trozos de una pulgada
2 tazas de ejotes cortados en trozos de una pulgada
3 cucharadas de salsa de soya con sodio reducido

## PREPARACIÓN

En una sartén a fuego alto, cocine la carne molida con sal de ajo hasta que esté dorada. Escurra el exceso de grasa. Añada todas las verduras y cocine hasta que estén tiernas y crujientes. Añada la salsa de soya. Sirva sobre arroz.

Sirve 8 porciones

*La receta la proporcionó Victoria Uribe, participante de WIC*

INFORMACIÓN DE NUTRICIÓN
CALORÍAS 110; GRASA 2.5g; PROTEÍNA 14g; FIBRA 3g; CALCIO 44mg; HIERRO 2mg; VITAMINA A (RE) 50mcg; VITAMINA C 27mg; FOLATO 30mcg

## NUTRITION TIP

Lean ground beef is an excellent source of protein, iron, zinc and many B vitamins. To minimize fat content, look for ground beef labeled at least 90% lean.

## CONSEJO DE NUTRICIÓN

La carne molida magra es una fuente excelente de proteína, hierro, cinc y muchas vitaminas B. Para reducir el contenido de grasa, busque carne molida de res de clasificación mínima de 90% sin grasa.

# CURRIED CHICKEN AND FRUIT

## INGREDIENTS

2 chicken breasts, cubed
1 tablespoon olive oil
1 apple, cubed
1/4 cup raisins
1 orange, peeled and cubed
1 tomato, chopped
1 teaspoon curry powder
1/4 teaspoon salt
1/4 cup cilantro, chopped

## PROCEDURE

In a skillet over medium heat, sauté chicken in oil until cooked through. Add apple, raisins, orange, tomato, curry powder and salt. Cook, stirring frequently, until apple is tender. Transfer to a serving dish and sprinkle with cilantro. Serve over rice.

Serves 4

*Recipe provided by Sher Crawford, WIC participant*

NUTRITIONAL INFORMATION
CALORIES 190; FAT 5g; PROTEIN 14g; FIBER 3g; CALCIUM 37mg; IRON 1mg; VITAMIN A (RE) 46mcg; VITAMIN C 29mg; FOLATE 16mcg

## NUTRITION TIP

Although most often associated with Indian cooking, curry dishes can be found in the cuisines of many Asian, African and Carribean countries. Spices vary by dish and cuisine, but often include cardamom, turmeric, coriander and chilies.

## CONSEJO DE NUTRICIÓN

Aunque se asocia más frecuentemente con la cocina india, los platillos con curry pueden provenir de muchos países de Asia, África y del Caribe. Las especias varían según los platillos y las cocinas, pero con frecuencia incluyen cardamomo, cúrcuma, cilantro y chiles.

# POLLO Y FRUTAS AL CURRY

## INGREDIENTES

2 pechugas de pollo en cubitos
1 cucharada de aceite de oliva
1 manzana en cubitos
1/4 taza de pasas
1 naranja pelada y en cubitos
1 tomate picado
1 cucharadita de polvo de curry
1/4 cucharadita de sal
1/4 taza de cilantro picado

## PREPARACIÓN

En una sartén a fuego medio, saltee el pollo en el aceite hasta que esté bien cocido. Añada la manzana, las pasas, la naranja, el tomate, el polvo de curry y la sal. Cocine mezclando con frecuencia hasta que la manzana esté tierna. Pase a un plato de servir y esparza el cilantro por encima. Sirva sobre arroz.

Sirve 4 porciones

*La receta la proporcionó Sher Crawford, participante de WIC*

INFORMACIÓN DE NUTRICIÓN
CALORÍAS 190; GRASA 5g; PROTEÍNA 14g; FIBRA 3g; CALCIO 37mg; HIERRO 1mg; VITAMINA A (RE) 46mcg; VITAMINA C 29mg; FOLATO 16mcg

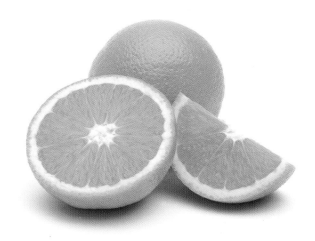

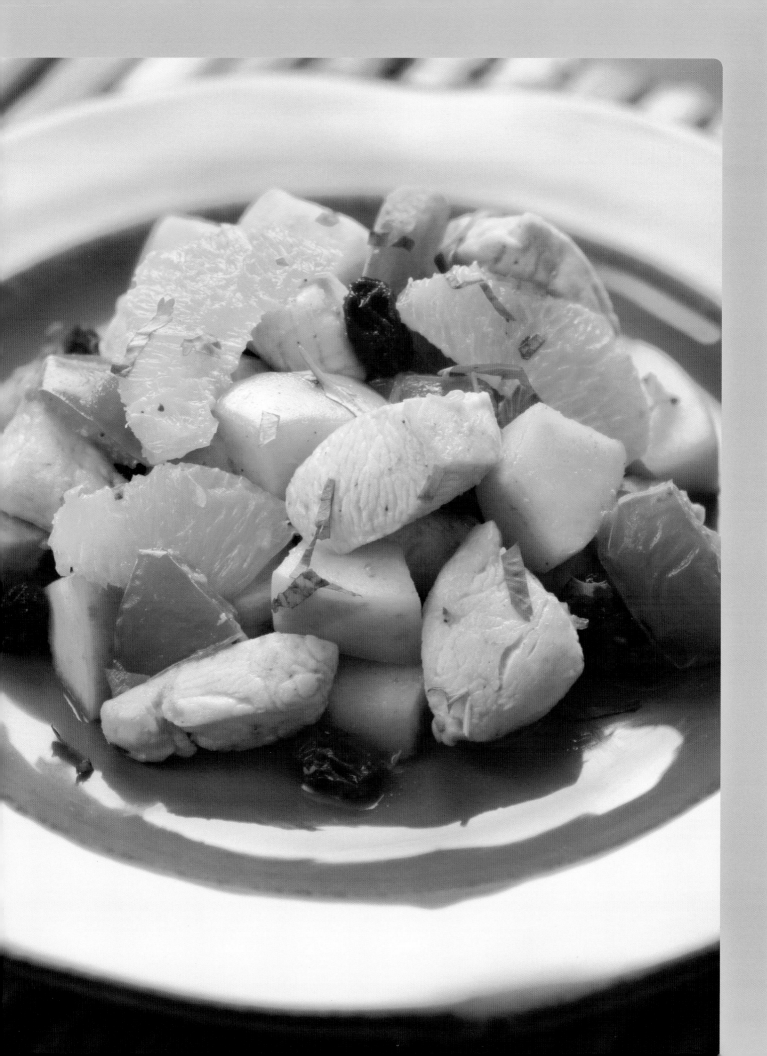

# EGGPLANT LASAGNA

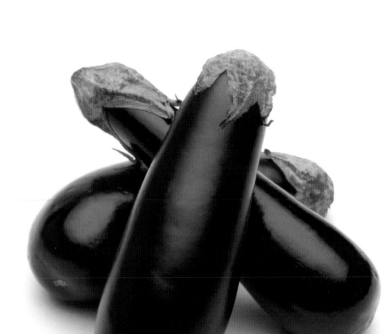

## INGREDIENTS

cooking spray
1 tablespoon olive oil
1 medium onion, sliced
1 clove garlic, minced
4 large tomatoes, thinly sliced
1 1/2 teaspoon dried basil
1 1/2 teaspoon dried oregano
1 1/2 teaspoon salt
1 medium eggplant, thinly sliced
8 ounces part-skim mozzarella cheese, shredded*

## PROCEDURE

Preheat oven to 425°F. Coat baking dish with cooking spray and set aside. In a skillet over medium-high heat, sauté onions and garlic in olive oil until tender. Add tomatoes, basil, oregano and salt. Sauté until tomatoes are tender. Spread one quarter of tomato mixture into greased baking dish. Place one layer of eggplant over tomato mixture. Sprinkle with one quarter of mozzarella cheese. Continue to layer tomato mixture, eggplant and cheese, finishing with cheese. Cover with aluminum foil and bake for 25 minutes or until eggplant is tender. Uncover and bake for an additional 10-15 minutes until cheese is light brown.

Serves 9

NUTRITIONAL INFORMATION
CALORIES 120; FAT 6g; PROTEIN 8g; FIBER 3g; CALCIUM 25mg; IRON 0mg; VITAMIN A (RE) 107mcg; VITAMIN C 12mg; FOLATE 27mcg

* WIC Supplemental Food

*Recipe provided by Maria Segura, WIC participant*

## NUTRITION TIP ✎

Eggplant, like most vegetables, is low in calories and fat and a good source of fiber. Choose eggplants that are small but heavy for their size. Avoid eggplants that sound hollow when you gently knock on them with your knuckles. This indicates that they are dry inside.

## CONSEJO DE NUTRICIÓN ✎

La berenjena, al igual que la mayoría de las verduras, es baja en calorías y grasa y una buena fuente de fibra. Elija berenjenas que sean pequeñas pero pesadas para su tamaño. Evite las berenjenas que suenen huecas cuando se le den golpecitos leves con los nudillos. Esto indica que están demasiado secas por dentro.

# LASAÑA DE BERENJENA

## INGREDIENTES

aceite vegetal en rociador
1 cucharada de aceite de oliva
1 cebolla mediana en rodajas
1 diente de ajo picado
4 tomates grandes en rodajas finas
1 1/2 cucharaditas de albahaca deshidratada
1 1/2 cucharaditas de orégano deshidratado
1 1/2 cucharaditas de sal
1 berenjena mediana en rodajas finas
8 onzas de queso mozzarella parcialmente
   descremado, rallado*

*Alimento Suplemento por WIC

*La receta la proporcionó María Segura,
participante de WIC*

INFORMACIÓN DE NUTRICIÓN
CALORÍAS 120; GRASA 6g; PROTEÍNA 8g; FIBRA 3g; CALCIO
25mg; HIERRO 0mg; VITAMINA A (RE) 107mcg; VITAMINA C 12mg;
FOLATO 27mcg

## PREPARACIÓN

Precaliente el horno a 425°F. Rocíe un recipiente de hornear con aceite vegetal y apártelo. En una sartén a fuego medio alto, saltee las cebollas y el ajo en el aceite de oliva hasta que estén suaves. Añada los tomates, la albahaca, el orégano y la sal. Saltee los tomates hasta que estén tiernos. Ponga un cuarto de la mezcla de tomate en el recipiente de hornear engrasado y extienda. Coloque una capa de berenjena sobre la mezcla de tomate. Esparza un cuarto del queso mozzarella. Continúe añadiendo la mezcla de tomate, berenjena y queso, terminando con queso. Cubra con papel aluminio y hornee durante 25 minutos o hasta que la berenjena esté suave. Destape y hornee durante otros 10 a 15 minutos hasta que el queso esté ligeramente dorado.

Sirve 9 porciones

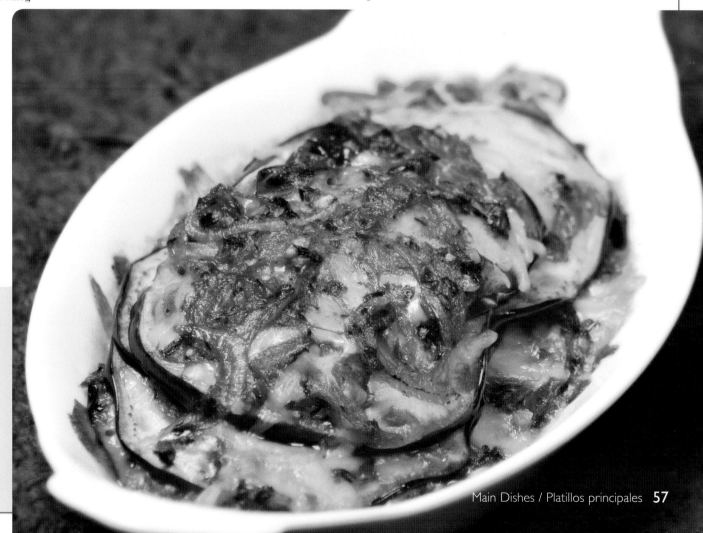

# SNEAKY VEGETABLE PASTA

## INGREDIENTS

2 tablespoons olive oil
1 small onion, chopped
1 clove garlic, minced
1 small carrot, chopped *
1 small zucchini, chopped
1/2 cup mushrooms, sliced
1 (28-ounce) can crushed tomatoes
1/2 cup vegetable broth
1/4 teaspoon brown sugar
salt and pepper to taste
1 (16-ounce) bag bow tie pasta

## PROCEDURE

In a skillet over medium-high heat, sauté onions and garlic in olive oil until tender. Add carrots, zucchini and mushrooms and cook until softened. Add tomatoes, broth, sugar, salt and pepper. Simmer for 5-10 minutes. Remove from stove and let cool slightly. Cook pasta according to package directions. While pasta is cooking, puree vegetables in a blender. Toss cooked pasta with vegetable sauce and serve.

Serves 8

*WIC Supplemental Food*

NUTRITIONAL INFORMATION
CALORIES 280; FAT 4.5g; PROTEIN 10g; FIBER 4g; CALCIUM 50mg; IRON 3mg; VITAMIN A (RE) 131mcg; VITAMIN C 15mg; FOLATE 129mcg

## NUTRITION TIP

Pureed vegetables are a great way of thickening soups and sauces without adding extra fat.

# PASTA VEGETARIANA

## INGREDIENTES

2 cucharadas de aceite de oliva
1 cebolla pequeña picada
1 diente de ajo picado
1 zanahoria pequeña picada*
1 calabacita pequeña picada
1/2 taza de champiñones en rodajas
1 lata (28 onzas) de tomates triturados
1/2 taza de caldo de verduras
1/4 cucharadita de azúcar morena
sal y pimienta al gusto
1 bolsa (16 onzas) de pasta de moñitos (farfalle)

## PREPARACIÓN

En una sartén a fuego medio alto, saltee las cebollas y el ajo en el aceite de oliva hasta que estén tiernos. Añada la zanahoria, la calabacita y los champiñones y cocine hasta que estén blandos. Añada los tomates, el caldo, el azúcar, la sal y la pimienta. Hierva a fuego lento durante 5 a 10 minutos. Saque de la estufa y deje enfriar brevemente. Cocine la pasta de acuerdo con las instrucciones del paquete. Mientras se cuece la pasta, bata las verduras en la licuadora hasta hacer un puré. Mezcle la pasta cocida con la salsa de verduras y sirva.

Sirve 8 porciones

*Alimento Suplemento por WIC*

INFORMACIÓN DE NUTRICIÓN
CALORÍAS 280; GRASA 4.5g; PROTEÍNA 10g; FIBRA 4g; CALCIO 50mg; HIERRO 3mg; VITAMINA A (RE) 131mcg; VITAMINA C 15mg; FOLATO 129mcg

## CONSEJO DE NUTRICIÓN

El puré de verduras es una gran manera de hacer sopas y salsas más espesas sin tener que añadir grasa adicional.

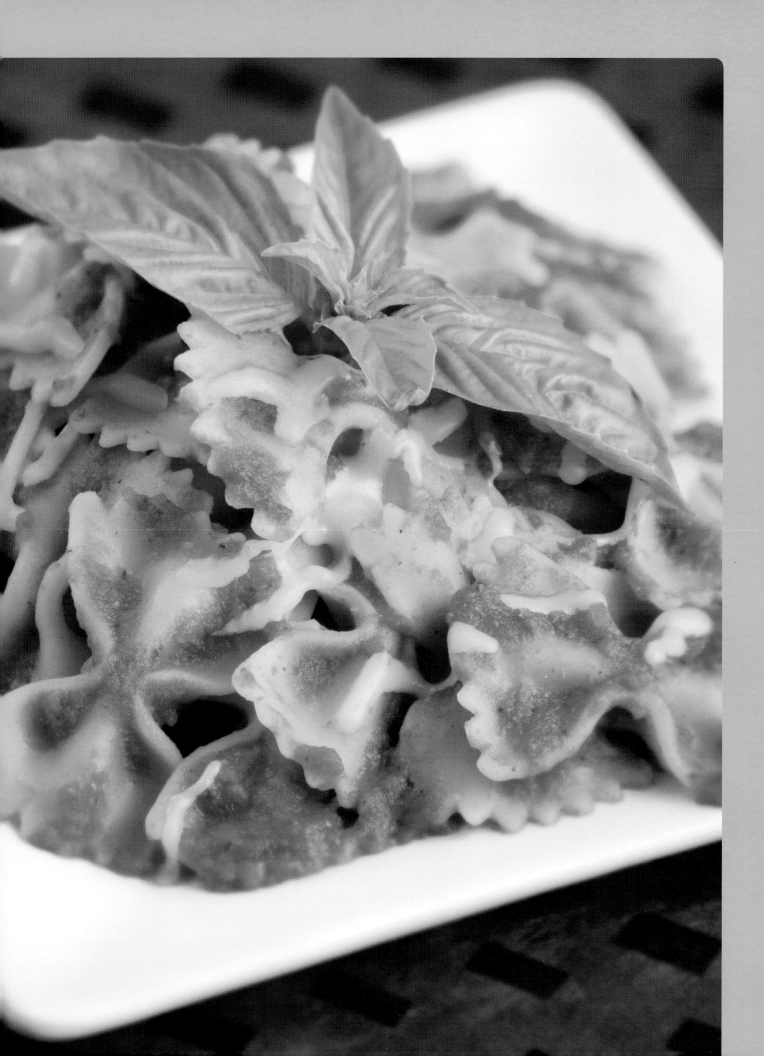

# VEGETABLE BURRITO

## INGREDIENTS

1 tablespoon olive oil
1/2 medium onion, julienned
1 medium zucchini, julienned
1 medium yellow bell pepper, julienned
1 medium tomato, julienned
2 whole wheat or flour tortillas

## PROCEDURE

In a skillet over medium-high heat, sauté onions in olive oil until tender. Add zucchini, bell pepper and tomato. Cook until tender. Heat tortillas in a microwave or in a second skillet over low heat until warm. Place warm tortillas on a flat working surface. Spread vegetable mixture across the center of the tortillas. Fold edges of tortillas in toward the vegetables and roll remaining edges to form a burrito. Serve immediately.

Serves 2

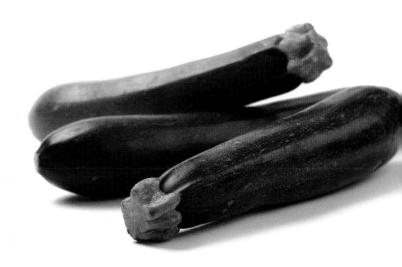

NUTRITIONAL INFORMATION
CALORIES 200; FAT 8g; PROTEIN 5g; FIBER 4g; CALCIUM 47mg; IRON 1mg; VITAMIN A (RE) 81mcg; VITAMIN C 139mg; FOLATE 57mcg

*Recipe provided by Elizabeth Martinez, WIC participant*

## NUTRITION TIP

To add a vitamin C and calcium boost to this dish, melt some low-fat cheddar cheese on top and then add chilled tomato salsa and a dollop of nonfat plain yogurt.

## CONSEJO DE NUTRICIÓN

Para añadir vitamina C y calcio a este platillo, derrita un poco de queso cheddar bajo en grasa sobre el burrito y después añada salsa de tomate fría y una cucharada de yogur natural descremado.

# BURRITO VEGETARIANO

## INGREDIENTES

1 cucharada de aceite de oliva

1/2 cebolla mediana cortada en tiras largas

1 calabacita mediana cortada en tiras largas

1 pimiento morrón amarillo mediano cortado en tiras largas

1 tomate mediano cortado en tiras largas

2 tortillas de trigo integral o harina

*La receta la proporcionó Elizabeth Martínez, participante de WIC*

INFORMACIÓN DE NUTRICIÓN

CALORÍAS 200; GRASA 8g; PROTEÍNA 5g; FIBRA 4g; CALCIO 47mg; HIERRO 1mg; VITAMINA A (RE) 81mcg; VITAMINA C 139mg; FOLATO 57mcg

## PREPARACIÓN

En una sartén a fuego medio alto, saltee las cebollas en el aceite de oliva hasta que estén blandas. Añada la calabacita, el pimiento morrón y el tomate. Cocine hasta que estén tiernos. Caliente las tortillas en el horno de microondas o en un comal a fuego lento hasta que estén bien calientes. Coloque las tortillas calientes en una superficie plana de trabajo. Ponga la mezcla de verduras en el centro de las tortillas. Doble los bordes de las tortillas hacia las verduras y enrolle los bordes restantes para formar el burrito. Sirva de inmediato.

Sirve 2 porciones

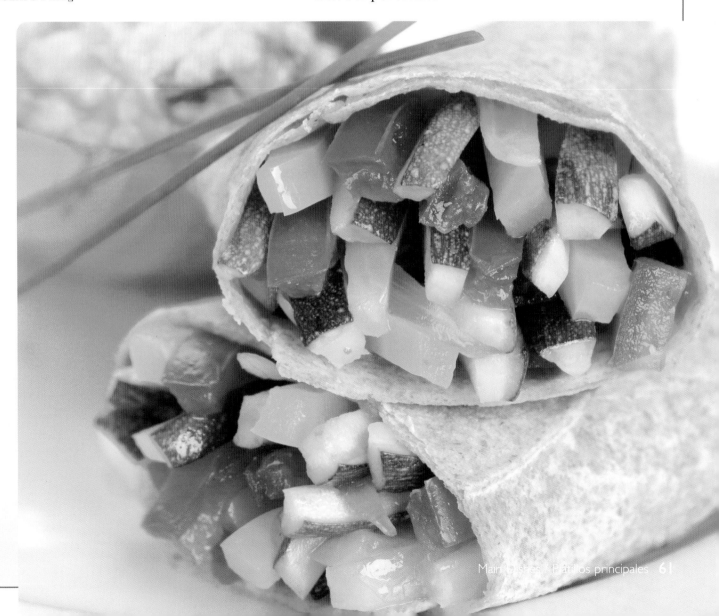

# TOSTADAS DE NOPALES

## INGREDIENTS

1 (16-ounce) jar nopales (cactus), drained, rinsed, and diced
1/2 medium onion, diced
1 clove garlic, minced
2 pickled jalapeños, finely minced
1 tablespoon olive oil
2 tablespoons lime juice
8 corn tortillas
1 large tomato, chopped
1 bunch cilantro, chopped
1/2 cup low-fat ranchero or queso fresco cheese, crumbled

## PROCEDURE

In a large bowl, combine nopales and onion. In a smaller bowl, whisk together garlic, jalapeños, olive oil and lime juice. Toss nopales and onions with dressing. Place in refrigerator overnight to marinate. When ready to serve, heat oven to 325°F. Place tortillas on baking sheet and bake for about 10 minutes or until they start to brown. Remove from oven and let cool. Spoon nopales mixture over tortillas. Top with tomatoes, cilantro and cheese. Serve immediately.

Serves 8

NUTRITIONAL INFORMATION
CALORIES 120; FAT 3.5g; PROTEIN 3g; FIBER 3g; CALCIUM 132mg; IRON 0mg; VITAMIN A (RE) 99mcg; VITAMIN C 15mg; FOLATE 5mcg

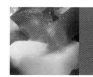

# TOSTADAS DE NOPALES

## INGREDIENTES

1 frasco (16 onzas) de nopales (cacto), escurridos, enjuagados y en cubitos
1/2 cebolla mediana en cubitos
1 diente de ajo picado
2 chiles jalapeños en escabeche bien picados
1 cucharada de aceite de oliva
2 cucharadas de jugo de lima
8 tortillas de maíz
1 tomate grande picado
1 racimo de cilantro picado
1/2 taza de queso ranchero descremado o fresco desmoronado

## PREPARACIÓN

En un tazón grande, mezcle los nopales y la cebolla. En un tazón más pequeño, bata a mano el ajo, los jalapeños, el aceite de oliva y el jugo de lima. Mezcle los nopales y las cebollas con el aderezo. Coloque en el refrigerador durante la noche para que se marine. Cuando esté listo para servir, caliente el horno a 325°F. Coloque las tortillas en una bandeja y hornee durante 10 minutos o hasta que comience a dorarse. Saque del horno y deje que se enfríe. Añada con una cuchara la mezcla de nopales sobre las tortillas. Termine con los tomates, el cilantro y el queso. Sirva de inmediato.

Sirve 8 porciones

INFORMACIÓN DE NUTRICIÓN
CALORÍAS 120; GRASA 3.5g; PROTEÍNA 3g; FIBRA 3g; CALCIO 132mg; HIERRO 0mg; VITAMINA A (RE) 99mcg; VITAMINA C 15mg; FOLATO 5mcg

## NUTRITION TIP

Common in traditional Mexican cooking, nopales are the flat fleshy leaves of the prickly pear cactus which have been peeled to remove the thorns. Most often canned, they have a flavor similar to green beans although are somewhat more tart.

## CONSEJO DE NUTRICIÓN

Los nopales son comunes en la cocina mexicana, son las hojas planas carnosas de las tunas que se pelan para quitarles las espinas. Con más frecuencia se encuentran embotellados, tienen un sabor similar a los ejotes aunque son algo más ácidos.

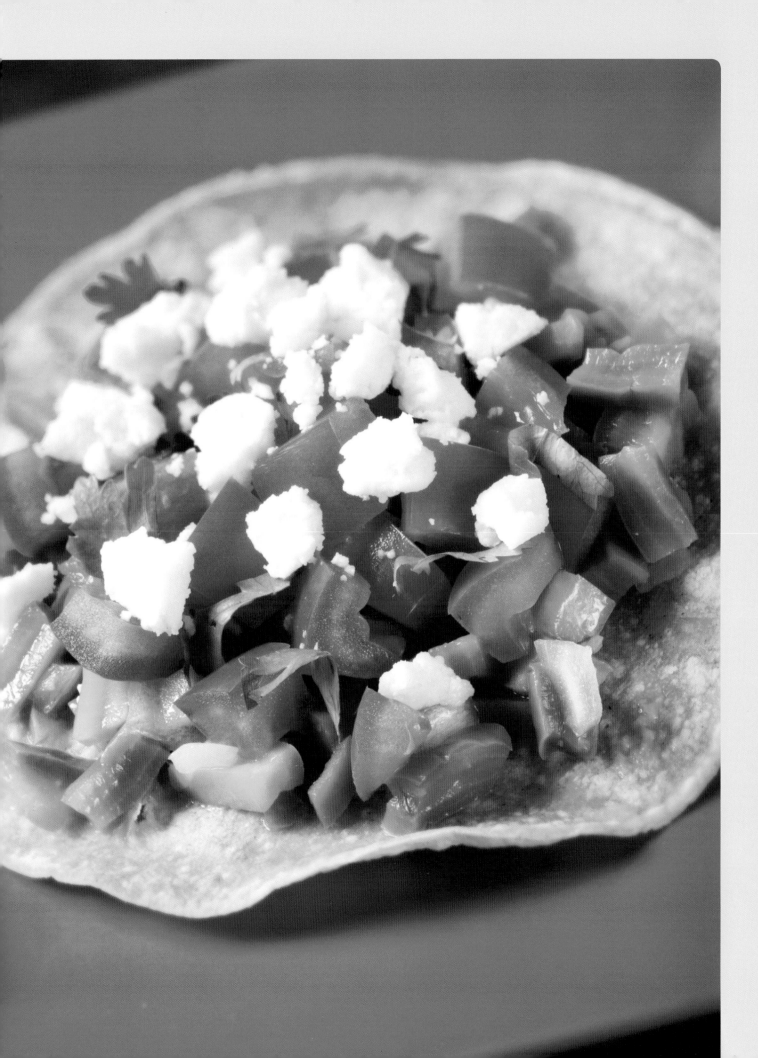

# MIXED VEGETABLES IN OYSTER SAUCE

## INGREDIENTS

1 tablespoon canola oil
1/2 medium onion, diced
1 cup broccoli florets
2 cups bok choy, chopped
1 red bell pepper, julienned
1 zucchini, sliced
2 tablespoons Chinese oyster sauce
salt and pepper to taste

## PROCEDURE

In a skillet over medium-high heat, sauté onions in oil until tender. Add vegetables and cook until crisp tender. Stir in oyster sauce and mix well. Season to taste with salt and pepper. Serve over rice.

Serves 4

*Recipe provided by Katherine Spann, MS, RD, CLE, WIC employee*

NUTRITIONAL INFORMATION
CALORIES 70; FAT 4g; PROTEIN 3g; FIBER 3g; CALCIUM 110mg; IRON 1mg; VITAMIN A (RE) 398mcg; VITAMIN C 114mg; FOLATE 82mcg

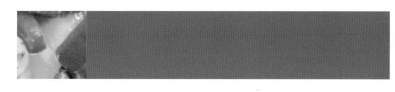

# VERDURAS MIXTAS EN SALSA DE OSTIONES

## INGREDIENTES

1 cucharada de aceite de canola
1/2 cebolla mediana en cubitos
1 taza de ramilletes de brócoli
2 tazas de bok choi picado
1 pimiento morrón rojo cortado en tiras largas
1 calabacita en rodajas
2 cucharadas de salsa china de ostiones
sal y pimienta al gusto

## PREPARACIÓN

En una sartén a fuego medio alto, saltee las cebollas en el aceite hasta que estén blandas. Añada las verduras y cocine hasta que estén tiernas y crujientes. Añada la salsa de ostiones y mezcle bien. Condimente al gusto con sal y pimienta. Sirva sobre arroz.

Sirve 4 porciones

*La receta la proporcionó Katherine Spann, MS, RD, CLE, empleada de WIC*

INFORMACIÓN DE NUTRICIÓN
CALORÍAS 70; GRASA 4g; PROTEÍNA 3g; FIBRA 3g; CALCIO 110mg; HIERRO 1mg; VITAMINA A (RE) 398mcg; VITAMINA C 114mg; FOLATO 82 mcg

---

## NUTRITION TIP

Oyster sauce is a thick, brown sauce that is popular in Chinese cuisine. It is made from oyster juices, soy sauce, salt and spices. You can find this sauce in Asian markets or in the Asian section of your supermarket.

## CONSEJO DE NUTRICIÓN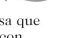

La salsa de ostiones es una salsa café y espesa que es muy popular en la cocina china. Se hace con jugo de ostiones, salsa de soya, sal y especias. Puede encontrar esta salsa en los mercados asiáticos o en la sección asiática del supermercado.

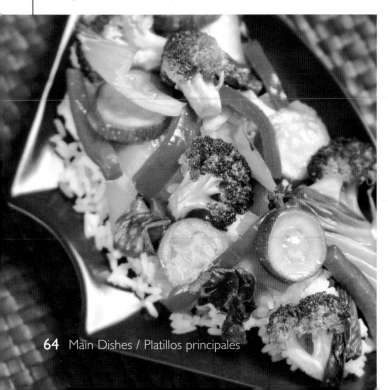

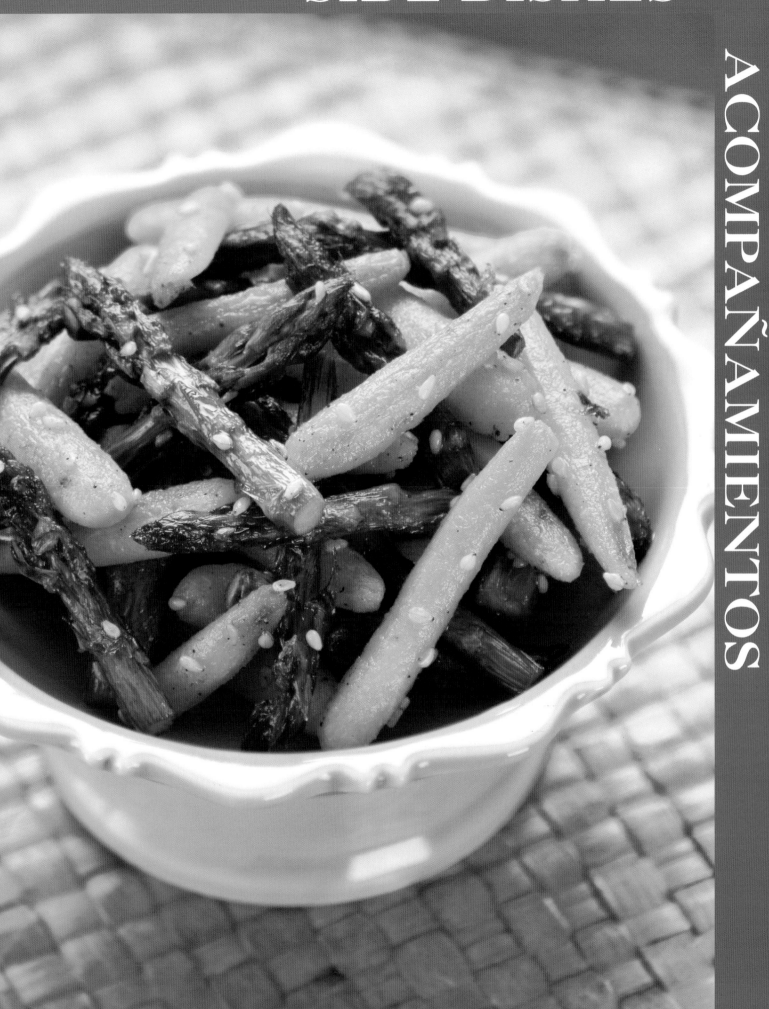

# HEALTHY COLESLAW

## INGREDIENTS

3 cups green cabbage, thinly sliced
1 carrot, grated*
1 teaspoon rice vinegar
1 teaspoon olive oil
1/4 cup cilantro, chopped
salt and pepper to taste

## PROCEDURE

In a large bowl, combine cabbage and carrots; set aside. In a small bowl, whisk together rice vinegar, olive oil and cilantro. Toss dressing with vegetables. Season with salt and pepper.

Serves 4

* WIC Supplemental Food

*Recipe provided by Zita Flores, RD, CLE, WIC employee*

NUTRITIONAL INFORMATION
CALORIES 60; FAT 1g; PROTEIN 2g; FIBER 4g; CALCIUM 69mg; IRON 0mg; VITAMIN A (RE) 223mcg; VITAMIN C 66mg; FOLATE 4mcg

# ENSALADA SALUDABLE DE REPOLLO

## INGREDIENTES

3 tazas de repollo verde rebanado finamente
1 zanahoria rallada*
1 cucharadita de vinagre de arroz
1 cucharadita de aceite de oliva
1/4 taza de cilantro picado
sal y pimienta al gusto

## PREPARACIÓN

En un tazón grande mezcle el repollo y la zanahoria; apártelos. En un tazón más pequeño bata a mano el vinagre de arroz, el aceite de oliva y el cilantro. Mezcle el aderezo con las verduras. Condimente con sal y pimienta.

Sirve 4 porciones

*Alimento Suplemento por WIC

*La receta la proporcionó Zita Flores, RD, CLE, empleada de WIC*

INFORMACIÓN DE NUTRICIÓN
CALORÍAS 60; GRASA 1g; PROTEÍNA 2g; FIBRA 4g; CALCIO 69mg; HIERRO 0mg; VITAMINA A (RE) 223mcg; VITAMINA C 66mg; FOLATO 4mcg

## NUTRITION TIP

Along with broccoli and cauliflower, cabbage is a member of the cruciferous vegetable family. These vegetables contain many different compounds that have been shown to lower cancer risk.

## CONSEJO DE NUTRICIÓN

Junto con el brócoli y la coliflor, el repollo es miembro de la familia de verduras crucíferas. Estas verduras contienen muchos compuestos diferentes que han demostrado reducir el riesgo de padecer cáncer.

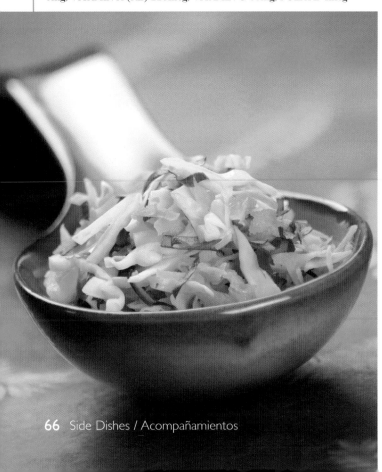

# OVEN ROASTED TOMATOES

## INGREDIENTS

4 large tomatoes, sliced into wedges
2 tablespoons olive oil
10 leaves basil, julienned
2 cloves garlic, minced
salt to taste

## PROCEDURE

Preheat oven to 425°F. In a small bowl, toss tomato wedges with olive oil, garlic and salt. Spread on a baking dish skin side up. Roast for 20-25 minutes until skin is slightly seared. Sprinkle basil on top. Serve as a side dish or toss with your favorite pasta.

Serves 4

NUTRITIONAL INFORMATION
CALORIES 100; FAT 7g; PROTEIN 2g; FIBER 2g; CALCIUM 25mg; IRON 0mg; VITAMIN A (RE) 66mcg; VITAMIN C 24mg; FOLATE 29mcg

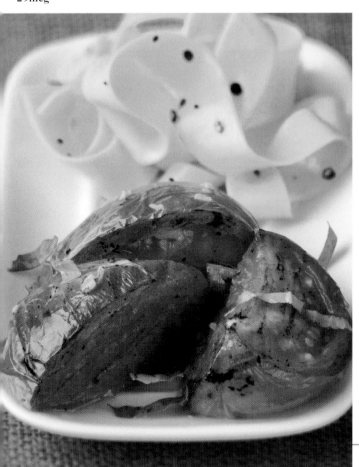

# TOMATES ASADOS AL HORNO

## INGREDIENTES

4 tomates grandes rebanados en cuartos
2 cucharadas de aceite de oliva
10 hojas de albahaca cortadas en tiras largas
2 dientes de ajo picados
sal al gusto

## PREPARACIÓN

Precaliente el horno a 425°F. En un tazón pequeño mezcle los tomates con el aceite de oliva, el ajo y la sal. Distribúyalos en un recipiente de hornear con la piel hacia arriba. Ase durante 20 a 25 minutos hasta que la piel esté levemente dorada. Esparza la albahaca por encima. Sirva como acompañamiento o mezcle con su pasta favorita.

Sirve 4 porciones

INFORMACIÓN DE NUTRICIÓN
CALORÍAS 100; GRASA 7g; PROTEÍNA 2g; FIBRA 2g; CALCIO 25mg; HIERRO 0mg; VITAMINA A (RE) 66mcg; VITAMINA C 24mg; FOLATO 29mcg

## NUTRITION TIP

To get the best flavor from tomatoes, store them at room temperature. The cold temperature in a refrigerator slows the ripening process and decreases flavor development.

## CONSEJO DE NUTRICIÓN

Para obtener el mejor sabor de los tomates, almacénelos a temperatura ambiente. La temperatura fría del refrigerador retrasa el proceso de maduración y disminuye el sabor.

# BAKED ZUCCHINI

## INGREDIENTS

4 medium zucchinis, sliced into 1/2-inch thick rounds
2 ounces mozzarella cheese, shredded*
1 teaspoon garlic powder
1 teaspoon parsley flakes

## PROCEDURE

Preheat oven to 350°F. Cover the bottom of a baking dish with a layer of zucchini. Sprinkle with half of the cheese, garlic powder and parsley. Repeat with a second layer using remaining ingredients. Bake until cheese is melted and lightly golden about 10-15 minutes.

Serves 4

* WIC Supplemental Food

*Recipe provided by Lousine Mouradian, WIC participant*

NUTRITIONAL INFORMATION
CALORIES 70; FAT 3g; PROTEIN 6g; FIBER 2g; CACLIUM 30mg; IRON 0mg; VITAMIN A (RE) 62mcg; VITAMIN C 34mg; FOLATE 56mcg

---

## NUTRITION TIP

With its deep green skin, zucchini is an eye-catching and versatile vegetable. You can serve it raw, sautéed, baked or grilled. For added color, substitute some yellow squash (a cousin to zucchini) in this easy and delicious recipe.

## CONSEJO DE NUTRICIÓN

Con el color verde intenso de la cáscara, las calabacitas son una verdura muy llamativa y versátil. Puede servirlas crudas, salteadas, horneadas o a la parrilla. Para añadir color, sustituya con algo de calabacitas amarillas (primas de las calabacitas verdes) en esta receta que es deliciosa y fácil de preparar.

# CALABACITAS AL HORNO

## INGREDIENTES

4 calabacitas medianas cortadas en rodajas de 1/2 pulgada de grueso
2 onzas de queso mozzarella rallado*
1 cucharadita de ajo en polvo
1 cucharadita de hojuelas de perejil

## PREPARACIÓN

Precaliente el horno a 350°F. Cubra el fondo de un recipiente de hornear con una capa de calabacitas. Esparza la mitad del queso, el ajo en polvo y el perejil. Repita con una segunda capa usando los ingredientes restantes. Hornee hasta que el queso esté derretido y ligeramente dorado durante 10 a 15 minutos aproximadamente.

Sirve 4 porciones

*Alimento Suplemento por WIC

*La receta la proporcionó Lousine Mouradian, participante de WIC*

INFORMACIÓN DE NUTRICIÓN
CALORÍAS 70; GRASA 3g; PROTEÍNA 6g; FIBRA 2g; CALCIO 30mg; HIERRO 0mg; VITAMINA A (RE) 62mcg; VITAMINA C 34mg; FOLATO 56mcg

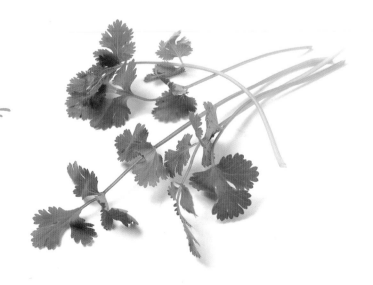

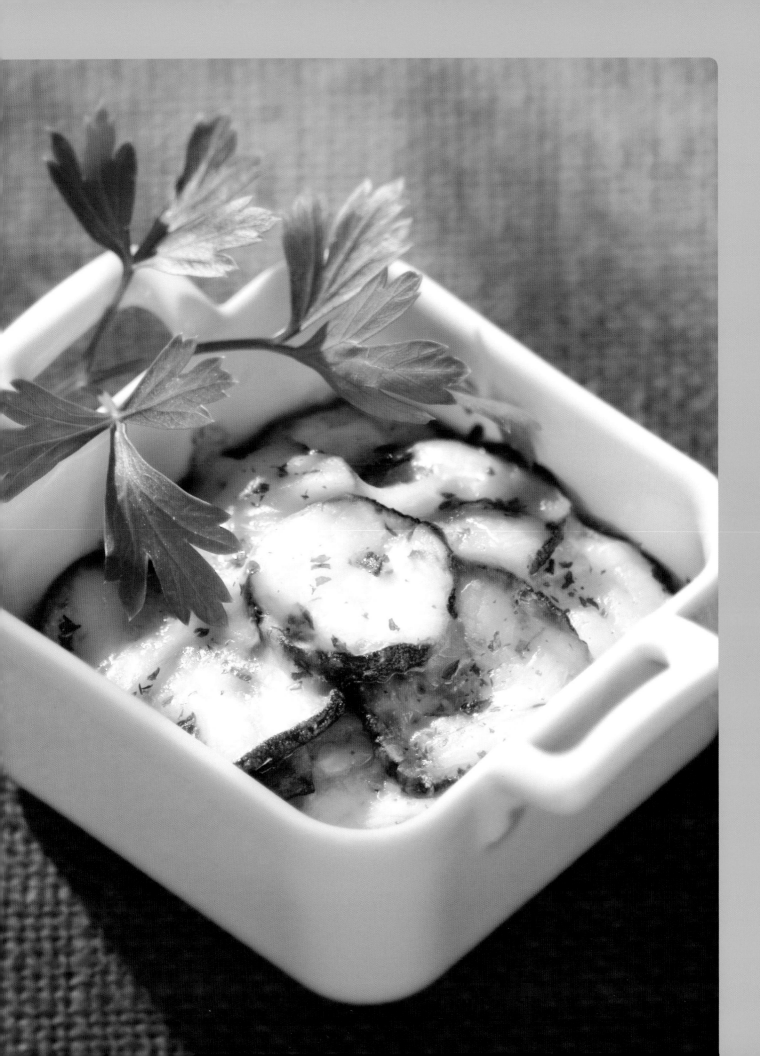

# BULGUR SALAD

## INGREDIENTS

1/4 cup dry bulgur
1/2 cup water
1 cup parsley, minced
1 cup tomatoes, chopped
4 green onions, minced
1/2 cup cucumber, chopped
2 teaspoons mint, minced
1 teaspoon olive oil
1 teaspoon lemon juice
salt and pepper to taste

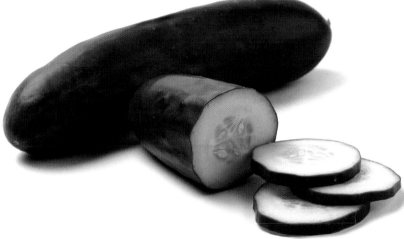

## PROCEDURE

Combine bulgur and water in a small saucepan. Bring to a boil, stir and turn off heat. Let the bulgur sit covered for 10 minutes. Drain any excess water. Transfer to a bowl and allow to cool in refrigerator. In a large bowl, combine parsley, tomatoes, green onions, cucumber and mint. In a separate smaller bowl, whisk together olive oil and lemon juice and toss with vegetables. Add chilled bulgur and toss well to mix. Season with salt and pepper. Serve chilled or at room temperature.

Serves 4

NUTRITIONAL INFORMATION
CALORIES 60; FAT 1.5g; PROTEIN 2g; FIBER 3g; CALCIUM 40mg; IRON 1mg; VITAMIN A (RE) 165mcg; FOLATE 35mcg

*Recipe provided by Angela Saba, WIC participant*

## NUTRITION TIP

Although it sounds very exotic, bulgur is simply wheat that has been soaked in water, cooked and dried. It has a tender, chewy texture, nutty flavor and is often found in Middle Eastern cooking. It can easily be substituted for rice in any recipe.

## CONSEJO DE NUTRICIÓN

Aunque suena muy exótico, el trigo bulgur es simplemente trigo que se ha remojado en agua, se ha cocinado y se ha secado. Tiene una textura tierna y correosa, un sabor a nuez y con frecuencia se encuentra en la comida de Medio Oriente. Puede sustituirse con facilidad por arroz en cualquier receta.

# ENSALADA DE TRIGO BULGUR

## INGREDIENTES

1/4 taza de trigo bulgur
1/2 taza de agua
1 taza de perejil picado
1 taza de tomates picados
4 cebolletas picadas
1/2 taza de pepino picado
2 cucharaditas de menta picada
1 cucharadita de aceite de oliva
1 cucharadita de jugo de limón
sal y pimienta al gusto

*La receta la proporcionó Angela Saba, participante de WIC*

INFORMACIÓN DE NUTRICIÓN
CALORÍAS 60; GRASA 1.5g; PROTEÍNA 2g; FIBRA 3g; CALCIO 40mg; HIERRO 1mg; VITAMINA A (RE) 165mcg; FOLATO 35mcg

## PREPARACIÓN

Mezcle el trigo bulgur y el agua en una cacerola pequeña. Deje que hierva, revuelva y apague el fuego. Deje que repose cubierto durante 10 minutos. Escurra el exceso de agua. Páselo a un tazón y deje que se enfríe en el refrigerador. En un tazón grande mezcle el perejil, los tomates, las cebolletas, el pepino y la menta. En un tazón más pequeño, bata a mano el aceite de oliva y el jugo de limón y viértalo sobre las verduras. Añada el trigo helado y mezcle bien. Condimente con sal y pimienta. Sirva frío o a temperatura ambiente.

Sirve 4 porciones

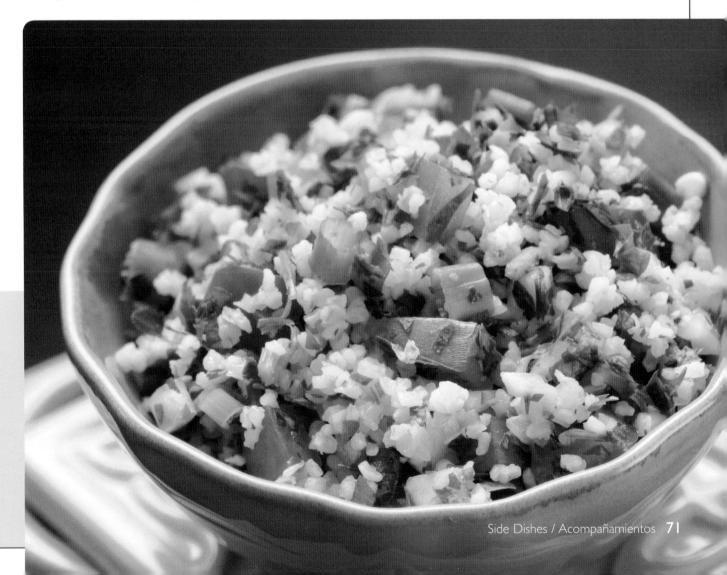

# BARLEY VEGETABLE MEDLEY

## INGREDIENTS

1/2 cup dry barley
cooking spray
1 medium onion, chopped
1 (16-ounce) can corn, drained and rinsed
1 green bell pepper, chopped
1 medium carrot, grated*
1/2 teaspoon dried basil
1/4 teaspoon dried thyme
salt and pepper to taste
1 large tomato, chopped

## PROCEDURE

Cook barley according to package directions. Set aside. In a large saucepan coated with cooking spray, sauté onions until tender. Add the remaining ingredients except tomatoes. Sauté until crisp tender. Stir in barley and tomatoes and cook about 1 minute or until heated through.

Serves 6

* WIC Supplemental Food

*Recipe provided by Julieta Mouradyan, WIC participant*

NUTRITIONAL INFORMATION
CALORIES 130; FAT 1g; PROTEIN 4g; FIBER 6g; CALCIUM 22mg; IRON 1mg; VITAMIN A (RE) 150mcg; VITAMIN C 30mg; FOLATE 11mcg

# SURTIDO DE VERDURAS CON CEBADA

## INGREDIENTES

1/2 taza de cebada seca
aceite vegetal en rociador
1 cebolla mediana picada
1 lata (16 onzas) de elote escurrido y enjuagado
1 pimiento morrón verde picado
1 zanahoria mediana rallada*
1/2 cucharadita de albahaca deshidratada
1/4 cucharadita de tomillo deshidratado
sal y pimienta al gusto
1 tomate grande picado

## PREPARACIÓN

Cocine la cebada de acuerdo con las instrucciones de paquete. Apártela. En una cacerola grande recubierta con aceite vegetal en rociador, saltee las cebollas hasta que estén tiernas. Añada los ingredientes restantes con excepción de los tomates. Saltee hasta que estén tiernos y crujientes. Añada la cebada y los tomates y cocine aproximadamente 1 minuto o hasta que esté bien caliente.

Sirve 6 porciones

*Alimento Suplemento por WIC

*La receta la proporcionó Julieta Mouradyan, participante de WIC*

INFORMACIÓN DE NUTRICIÓN
CALORÍAS 130; GRASA 1g; PROTEÍNA 4g; FIBRA 6g; CALCIO 22mg; HIERRO 1mg; VITAMINA A (RE) 150mcg; VITAMINA C 30mg; FOLATO 11mcg

## NUTRITION TIP

Barley is a cereal grain that can easily be substituted for rice in many recipes. Located near the rice and other grains in the supermarket, it is often labeled as pearl barley.

## CONSEJO DE NUTRICIÓN

La cebada es un grano de cereal que puede sustituirse con facilidad por arroz en muchas recetas. Se encuentra cerca del arroz y otros granos en el supermercado, con frecuencia se llama cebada perlada (pearl barley).

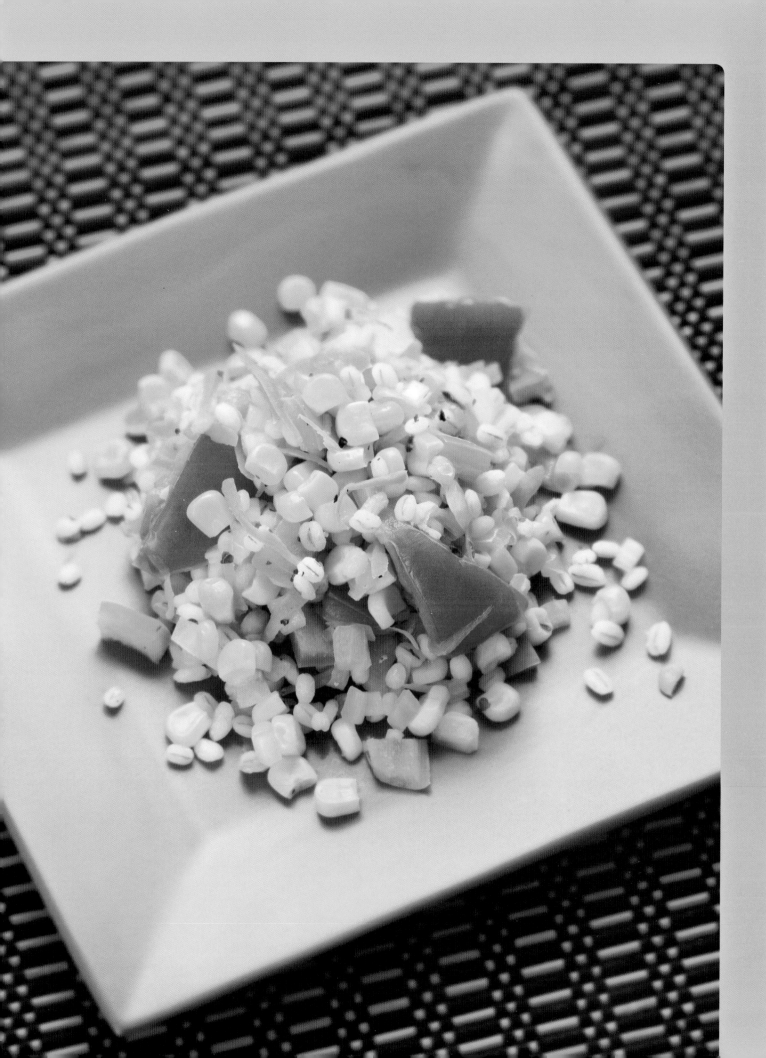

# SESAME SNAP PEAS

## INGREDIENTS

2 cups sugar snap peas, trimmed and halved
1 red bell pepper, julienned
1 carrot, julienned*
1 tablespoon reduced sodium soy sauce
1 tablespoon sesame oil
1 tablespoon sesame seeds
pepper to taste

## PROCEDURE

Steam snap peas, red bell pepper and carrots in the microwave or in a large pot over 1-inch of boiling water until crisp tender, about 4-5 minutes. Drain vegetables through a colander and transfer to a medium-sized bowl. Add soy sauce, sesame oil, sesame seeds and pepper. Toss to coat. Serve at room temperature.

Serves 4

* WIC Supplemental Food

*Recipe provided by Zita Flores, RD, CLE, WIC employee*

NUTRITIONAL INFORMATION
CALORIES 90; FAT 4g; PROTEIN 3g; FIBER 3g; CALCIUM 61mg; IRON 0mg; VITAMIN A (RE) 310mcg; VITAMIN C 62mg; FOLATE 10mcg

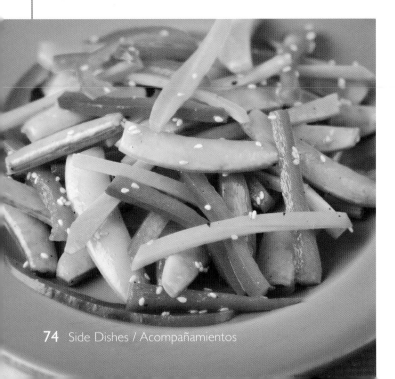

# VAINAS DE CHÍCHAROS DULCES CON AJONJOLÍ

## INGREDIENTES

2 tazas de vainas de chícharos dulces, recortados y cortados a la mitad
1 pimiento morrón rojo cortado en tiras largas
1 zanahoria cortada en tiras largas*
1 cucharada de salsa de soya con sodio reducido
1 cucharada de aceite de ajonjolí
1 cucharada de semillas de ajonjolí
pimienta al gusto

## PREPARACIÓN

Cocine al vapor las vainas, el pimiento morrón rojo y la zanahoria en el horno de microondas o en una cacerola grande, en una pulgada de agua hirviendo hasta que estén tiernos y crujientes, aproximadamente de 4 a 5 minutos. Escurra las verduras en un colador y páselas a un tazón mediano. Añada la salsa de soya, el aceite de ajonjolí, las semillas de ajonjolí y la pimienta. Mezcle bien. Sirva a temperatura ambiente.

Sirve 4 porciones

*Alimento Suplemento por WIC

*La receta la proporcionó Zita Flores, RD, CLE, empleada de WIC*

INFORMACIÓN DE NUTRICIÓN
CALORÍAS 90; GRASA 4g; PROTEÍNAS 3g; FIBRA 3g; CALCIO 61mg; HIERRO 0mg; VITAMINA A (RE) 310mcg; VITAMINA C 62mg; FOLATO 10mcg

## NUTRITION TIP

To select fresh snap peas with the best flavor, look for 2-3 inch pods that are bright green and plump. Store in a plastic bag in the refrigerator and wash just before using.

## CONSEJO DE NUTRICIÓN

Para seleccionar vainas frescas con el mejor sabor, busque vainas de 2 a 3 pulgadas que estén de color verde brillante y llenitas. Almacene en una bolsa de plástico en el refrigerador y lávelas inmediatamente antes de usarlas.

# CARROT SAMBAL

## INGREDIENTS

2 large carrots, grated*
1/2 medium red onion, diced
1 green chili, minced (optional)
juice of 1/2 lime
1/2 teaspoon sugar (optional)
salt and pepper to taste

## PROCEDURE

In a large bowl, combine carrots, red onion and green chili. Toss with lime juice and sugar. Season with salt and pepper to taste.

Serves 2

* WIC Supplemental Food

*Recipe provided by Sripali Kotuwella, WIC participant*

NUTRITIONAL INFORMATION
CALORIES 50; FAT 0g; PROTEIN 1g; FIBER 3g; CALCIUM 31mg; IRON 0mg; VITAMIN A (RE) 72mcg; VITAMIN C 11mg; FOLATE 22mcg

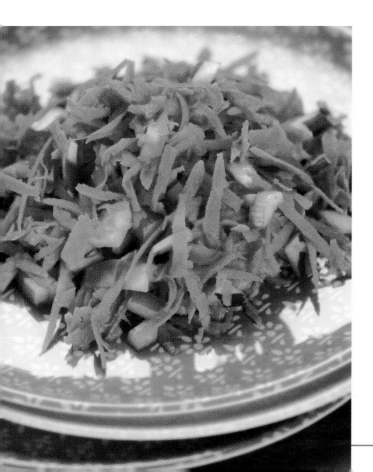

# SAMBAL DE ZANAHORIA

## INGREDIENTES

2 zanahorias grandes ralladas*
1/2 cebolla roja mediana en cubitos
1 chile verde picado (opcional)
jugo de 1/2 lima
1/2 cucharadita de azúcar (opcional)
sal y pimienta al gusto

## PREPARACIÓN

En un tazón grande mezcle las zanahorias, la cebolla roja y el chile verde. Añada el jugo de lima y el azúcar y mezcle. Condimente con sal y pimienta al gusto.

Sirve 2 porciones

*Alimento Suplemento por WIC

*La receta la proporcionó Sripali Kotuwella, participante de WIC*

INFORMACIÓN DE NUTRICIÓN
CALORÍAS 50; GRASA 0g; PROTEÍNA 1g; FIBRA 3g; CALCIO 31mg; HIERRO 0mg; VITAMINA A (RE) 72mcg; VITAMINA C 11mg; FOLATO 22mcg

## NUTRITION TIP

Sambals are a type of relish common to south Asian countries such as Indonesia, Malaysia and Sri Lanka. They can either be thick and paste-like or like this one, mixtures of seasoned grated raw fruits or vegetables. You can serve them alongside grilled fish or meat or as a side for tortilla or pita chips.

## CONSEJO DE NUTRICIÓN

El sambal es un tipo de salsa comúnmente de los países del sur de Asia como Indonesia, Malasia y Sri Lanka. Pueden ser espesos y tipo pasta o como éste, mezclas de frutas o verduras crudas ralladas y condimentadas. Puede servirlos con un pescado o carne a la parrilla o como acompañamiento para tortillas o tostadas de pan pita.

# CHEESY VEGGIES

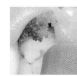

## INGREDIENTS

2 zucchinis, chopped
2 carrots, chopped*
1 cup broccoli, chopped
1 cup cauliflower, chopped
2 tablespoons butter
2 tablespoons flour
1 cup nonfat milk*
2 cups reduced fat cheddar cheese, shredded*

## PROCEDURE

Steam all vegetables in the microwave or in a large pot over 1 inch of boiling water until crisp tender, about 4-5 minutes. Set aside. Melt butter in skillet over medium heat. Gradually sprinkle in flour while stirring. Once flour is incorporated into butter, slowly stir in milk. Continue stirring until sauce is smooth. Add cheese and stir. Pour sauce over vegetables or use for dipping.

Serves 8

*WIC Supplemental Food*

NUTRITIONAL INFORMATION
CALORIES 110; FAT 5g; PROTEIN 9g; FIBER 2g; CALCIUM 68mg; IRON 0mg; VITAMIN A (RE) 82mcg; VITAMIN C 23mg; FOLATE 37mcg

## NUTRITION TIP

The microwave is a great tool for steaming vegetables. Simply place veggies in a casserole dish. Add 2-4 tablespoons of water. Cover loosely and cook on high for 2-3 minutes or until veggies are crisp tender.

## CONSEJO DE NUTRICIÓN

El horno de microondas es una gran herramienta para cocinar las verduras al vapor. Coloque simplemente las verduras en una cacerola. Añada de 2 a 4 cucharadas de agua. Cubra levemente y cocine en alto durante 2 a 3 minutos o hasta que las verduras estén tiernas y crujientes.

# VERDURAS CON QUESO

## INGREDIENTES

2 calabacitas picadas
2 zanahorias picadas*
1 taza de brócoli picado
1 taza de coliflor picada
2 cucharadas de mantequilla
2 cucharadas de harina
1 taza de leche descremada*
2 tazas de queso cheddar rallado con grasa reducida*

## PREPARACIÓN

Cocine al vapor todas las verduras en el horno de microondas o en una cacerola grande con 1 pulgada de agua hirviendo hasta que estén tiernas y crujientes, aproximadamente 4 a 5 minutos. Apártelas. Derrita la mantequilla en la sartén a fuego medio. Añada poco a poco la harina mientras está revolviendo. Una vez que se mezcle la harina con la mantequilla, añada la leche revolviendo lentamente. Continúe revolviendo hasta que la salsa esté homogénea. Añada el queso y revuelva. Vierta la salsa sobre las verduras o úsela como dip.

Sirve 8 porciones

*Alimento Suplemento por WIC*

INFORMACIÓN DE NUTRICIÓN
CALORÍAS 110; GRASA 5g; PROTEÍNA 9g; FIBRA 2g; CALCIO 68mg; HIERRO 0mg; VITAMINA A (RE) 82mcg; VITAMINA C 23mg; FOLATO 37mcg

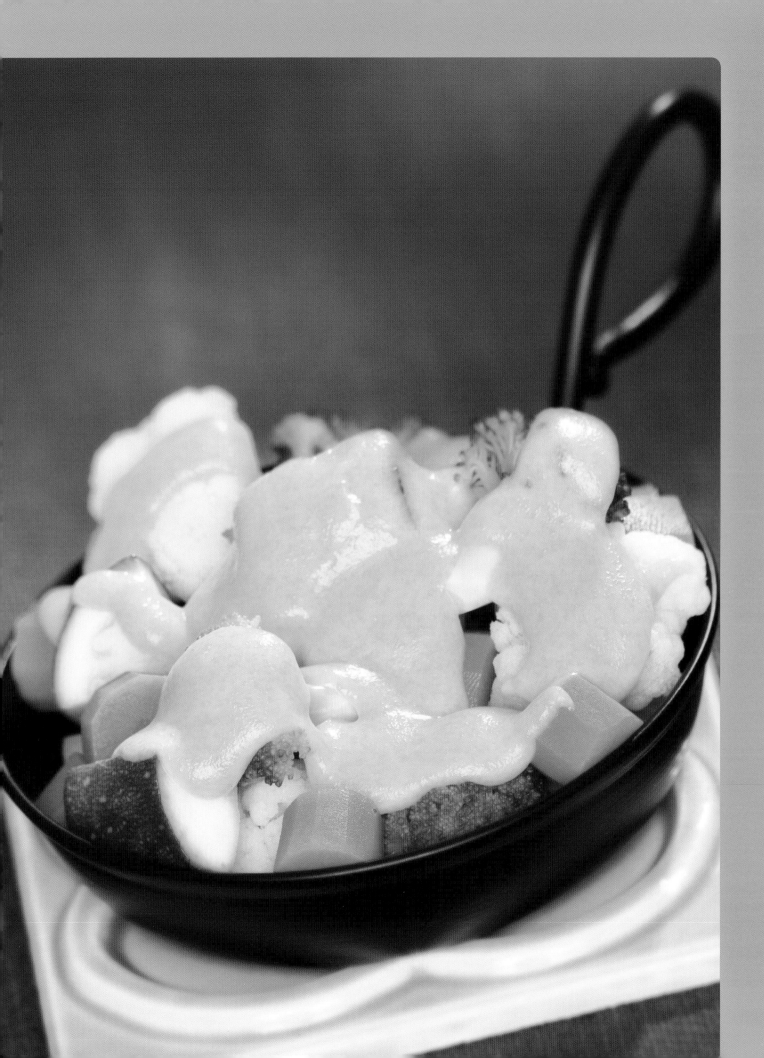

# BEANS WITH RED BELL PEPPERS

## INGREDIENTS

1 (16-ounce) can black beans, drained and rinsed, or 2 cups cooked black beans*

1 cup red bell peppers, roasted and sliced into strips

1 teaspoon crushed red chili flakes

salt and pepper to taste

## PROCEDURE

In a skillet, mix all ingredients together and cook over medium heat for 10 minutes.

Serves 4

* WIC Supplemental Food

NUTRITIONAL INFORMATION

CALORIES 80; FAT 1.5g; PROTEIN 5g; FIBER 6g; CALCIUM 40mg; IRON 2mg; VITAMIN A (RE) 38mcg; VITAMIN C 32mg; FOLATE 4mcg

# FRIJOLES CON PIMIENTOS MORRONES ROJOS

## INGREDIENTES

1 lata (16 onzas) de frijoles negros, escurridos y enjuagados o 2 tazas de frijoles negros cocidos*

1 taza de pimientos morrones rojos asados y cortados en tiras

1 cucharadita de hojuelas molidas de chile rojo

sal y pimienta al gusto

## PREPARACIÓN

En una sartén mezcle todos los ingredientes y cocine a fuego medio durante 10 minutos.

Sirve 4 porciones

*Alimento Suplemento por WIC

INFORMACIÓN DE NUTRICIÓN

CALORÍAS 80; GRASA 1.5g; PROTEÍNA 5g; FIBRA 6g; CALCIO 40mg; HIERRO 2mg; VITAMINA A (RE) 38mcg; VITAMINA C 32mg; FOLATO 4mcg

## NUTRITION TIP

Many supermarkets sell jars of red bell peppers already roasted and peeled. Look for them in the canned vegetable section. To roast at home, cut the whole bell pepper in half lengthwise and remove the stem, ribs and seeds. Lay the pepper skin side up on a baking sheet. Roast under a preheated broiler, approximately 10 minutes, or until the skin is charred. Place pepper in a closed paper bag for 10 minutes or until cool to the touch. Rub off the charred skin. Do not run under water or you will lose the delicious flavor. Use right away.

## CONSEJO DE NUTRICIÓN

Muchos supermercados venden botes de pimientos morrones rojos ya asados y pelados. Búsquelos en la sección de verduras enlatadas. Para asarlos en casa: corte el pimiento morrón entero por la mitad a lo largo y quite el tallo, las venas y las semillas. Colóquelos con la piel hacia arriba en una bandeja de hornear. Áselos bajo el asador del horno precalentado, durante 10 minutos aproximadamente o hasta que la piel se achicharre. Coloque los pimientos en una bolsa de papel cerrada durante 10 minutos o hasta que estén fríos. Quite la piel achicharrada. No los enjuague bajo el agua o perderán su delicioso sabor. Úselos de inmediato.

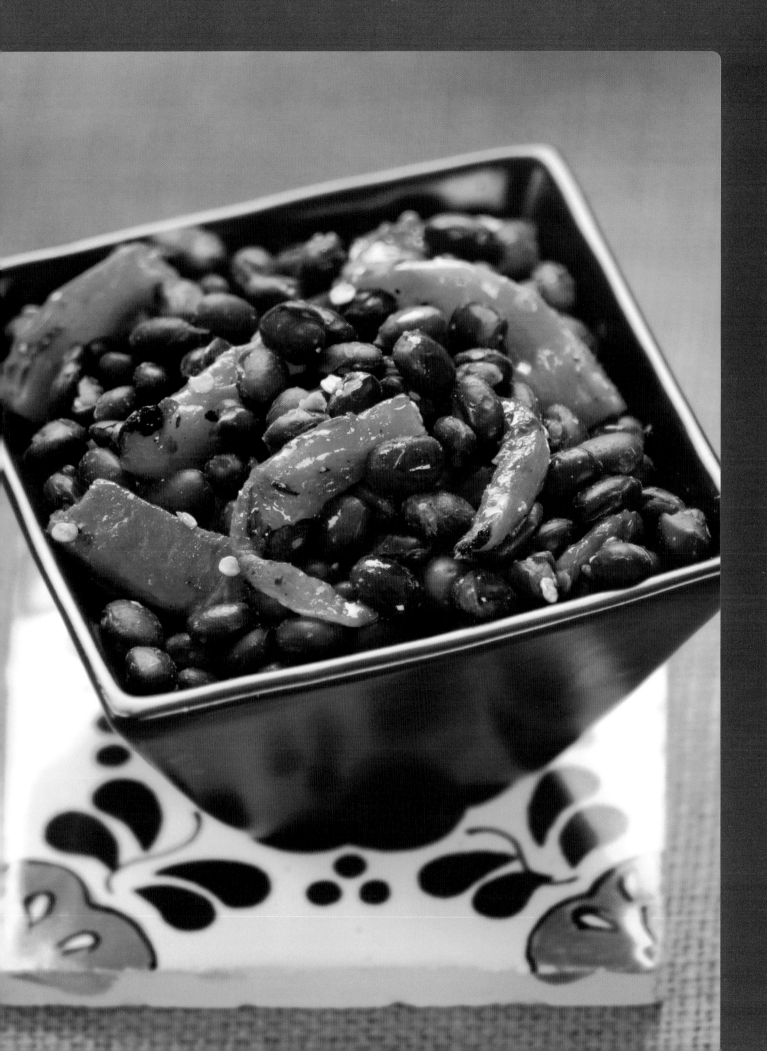

# ROASTED CARROTS AND ASPARAGUS

## INGREDIENTS

1 pound baby carrots or 1 pound carrots, sliced*
1 bunch asparagus, trimmed, cut into one-inch
  pieces
1 tablespoon olive oil
1 tablespoon ground ginger
1 tablespoon sesame seeds
salt to taste

## PROCEDURE

Preheat oven to 475°F. Place carrots and
asparagus in a large bowl. Toss with olive oil.
Add ground ginger, sesame seeds and salt;
mix well. Place vegetables on a baking sheet
and roast in oven for 15 minutes or until
vegetables are tender.

Serves 6

* WIC Supplemental Food

NUTRITIONAL INFORMATION
CALORIES 90; FAT 4g; PROTEIN 3g; FIBER 4g; CALCIUM 41mg;
IRON 1mg; VITAMIN A (RE) 374mcg; VITAMIN C 9.5mg; FOLATE
28mcg

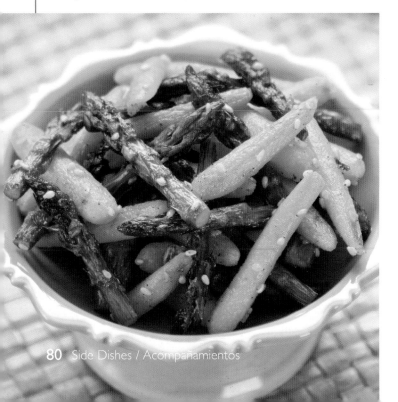

# ZANAHORIAS Y ESPÁRRAGOS ASADOS

## INGREDIENTES

1 libra de zanahorias miniatura o 1 libra de
  zanahorias en rodajas*
1 racimo de espárragos cortados en trozos de una
  pulgada
1 cucharada de aceite de oliva
1 cucharada de jengibre molido
1 cucharada de semillas de ajonjolí
sal al gusto

## PREPARACIÓN

Precaliente el horno a 475°F. Coloque las
zanahorias y los espárragos en un tazón grande.
Mezcle con el aceite de oliva. Añada el jengibre
molido, las semillas de ajonjolí y la sal, mezcle
bien. Coloque las verduras en una bandeja de
hornear y ase en el horno durante 15 minutos o
hasta que las verduras estén tiernas.

Sirve 6 porciones

*Alimento Suplemento por WIC

INFORMACIÓN DE NUTRICIÓN
CALORÍAS 90; GRASA 4g; PROTEÍNA 3g; FIBRA 4g; CALCIO 41mg;
HIERRO 1mg; VITAMINA A (RE) 374mcg; VITAMINA C 9.5mg; FOLATO
28mcg

## NUTRITION TIP

Asparagus is high in fiber, low in calories, and an
excellent source of folic acid, which is important for
all women and growing children.

## CONSEJO DE NUTRICIÓN

Los espárragos tienen un contenido alto de fibra, son
bajos en calorías y una excelente fuente de ácido
fólico, lo cual es importante para todas las mujeres y
los niños en crecimiento.

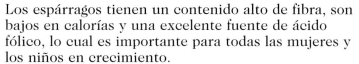

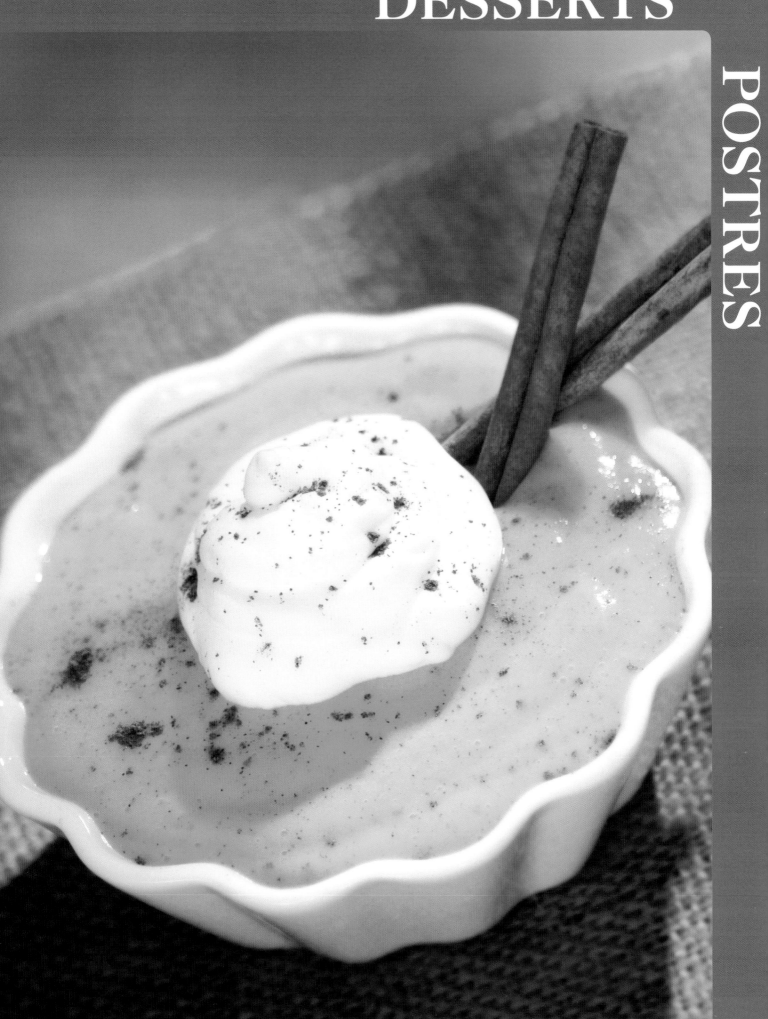

# BAKED APPLE TOPPING

## INGREDIENTS

8 apples, peeled, cored and quartered
2 cups apple juice*

## PROCEDURE

Preheat oven to 450°F. Arrange apples in a large roasting pan. Pour apple juice over apples. Bake for 30 minutes, or until tender and lightly browned. Using a fork, mash the apples in the roasting pan until smooth. Reduce oven temperature to 350°F. Bake the mashed apple puree, stirring occasionally, for 1 1/2 hours or until thick and deeply browned. Scrape into a bowl and let cool in the refrigerator.

Serves 8

*WIC Supplemental Food*

NUTRITIONAL INFORMATION
CALORIES 100; FAT 0g; PROTEIN 0g; FIBER 3g; CALCIUM 8mg;
IRON 0mg; VITAMIN A (RE) 8mcg; VITAMIN C 6mg; FOLATE
4mcg

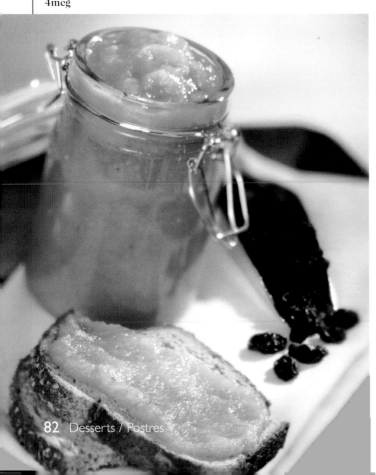

# PURÉ DE MANZANAS AL HORNO

## INGREDIENTES

8 manzanas peladas, sin corazón y cortadas en cuatro rodajas
2 tazas de jugo de manzana*

## PREPARACIÓN

Precaliente el horno a 450°F. Coloque las manzanas en una cacerola para asar. Vierta el jugo de manzana sobre las manzanas. Hornee durante 30 minutos o hasta que estén blandas y ligeramente doradas. Con un tenedor, muela las manzanas en la cacerola para asar hasta que tengan una consistencia homogénea. Reduzca la temperatura del horno a 350°F. Hornee el puré de manzana, revolviendo de vez en cuando, durante 1 1/2 horas o hasta que se espese y esté dorado. Vierta a un tazón y deje enfriar en el refrigerador.

Sirve 8 porciones

*Alimento Suplemento por WIC*

INFORMACIÓN DE NUTRICIÓN
CALORÍAS 100; GRASA 0g; PROTEÍNA 0g; FIBRA 3g; CALCIO 8mg;
HIERRO 0mg; VITAMINA A (RE) 8mcg; VITAMINA C 6mg; FOLATO
4mcg

## NUTRITION TIP

You can refrigerate this sauce for up to 2 weeks. Spread it on toast, pancakes and muffins, or eat it on its own like applesauce.

## CONSEJO DE NUTRICIÓN

Puede refrigerar este puré hasta 2 semanas. Unte en pan tostado, panqueques y panecillos, o bien cómalo solo como puré de manzana.

# FRESH APRICOT TOPPING

## INGREDIENTS

2 cups fresh apricots, sliced
1 tablespoon sugar
2 tablespoon apricot nectar

## PROCEDURE

In a small bowl, combine all ingredients. Sauté in a small skillet over medium heat until fruit is softened and the mixture is warmed through. Serve immediately over nonfat frozen yogurt or angel food cake.

Serves 6

NUTRITIONAL INFORMATION
CALORIES 35; FAT 0g; PROTEIN 1g; FIBER 1g; CALCIUM 7mg;
IRON 0mg; VITAMIN A (RE) 12mcg; VITAMIN C 8mg; FOLATE 5mcg

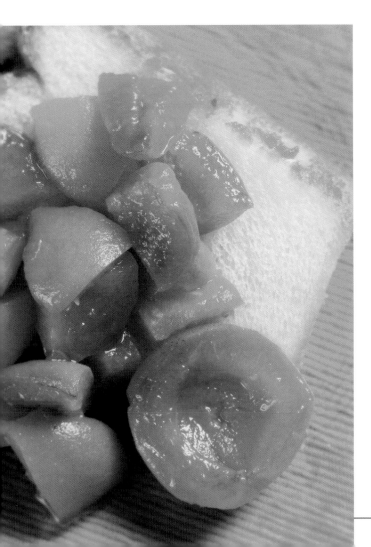

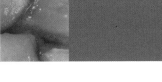

# POSTRE DE CHABACANOS FRESCOS

## INGREDIENTES

2 tazas de chabacanos frescos en rodajas
1 cucharada de azúcar
2 cucharadas de néctar de chabacano

## PREPARACIÓN

En un tazón pequeño, mezcle todos los ingredientes. Saltee en una pequeña sartén a fuego medio hasta que las frutas se suavicen y la mezcla esté bien caliente. Sirva de inmediato sobre helado de yogur descremado o sobre pastel de ángel.

Sirve 6 porciones

INFORMACIÓN DE NUTRICIÓN
CALORÍAS 35; GRASA 0g; PROTEÍNA 1g; FIBRA 1g; CALCIO 7mg;
HIERRO 0mg; VITAMINA A (RE) 12mcg; VITAMINA C 8mg; FOLATO 5mcg

## NUTRITION TIP

Sautéing the apricot mixture in this recipe is optional. Fruit topping is just as delicious sliced, tossed and served at room temperature. If you can't find fresh apricots you can use dried, but make sure you cook them in some water first to soften them up.

## CONSEJO DE NUTRICIÓN

En esta receta saltear la mezcla de chabacanos es opcional. El postre de frutas es igual de delicioso rebanado, mezclado y servido a temperatura ambiente. Si no puede encontrar chabacanos frescos puede usarlos deshidratados, pero asegúrese de primero cocinarlos en agua para suavizarlos.

# BAKED APPLES

## INGREDIENTS

cooking spray
2 tablespoons sugar
4 teaspoons butter
1/4 cup raisins
1/4 cup walnuts, chopped
4 Granny Smith apples, cored, leaving the
   bottom to hold the stuffing
1/3 cup brown sugar, firmly packed
1 tablespoon flour
1/2 teaspoon cinnamon
1 tablespoon water

## PROCEDURE

Preheat oven to 350°F. Lightly grease a small
baking dish with cooking spray and set aside.
In a small bowl, mix together sugar, butter,
raisins and walnuts. Divide the mixture
evenly and stuff into apples. Place apples
in baking dish and bake for 20 minutes. In
a small bowl, combine brown sugar, flour,
cinnamon and water. Spoon mixture over
apples and continue to bake for an additional
10 minutes or until tender when pricked with
a fork.

Serves 4

NUTRITIONAL INFORMATION
CALORIES 270; FAT 9g; PROTEIN 2g; FIBER 4g; CALCIUM 23mg;
IRON 0mg; VITAMIN A (RE) 28mcg; VITAMIN C 7mg; FOLATE
11mcg

## NUTRITION TIP

One medium apple contains 5 grams of fiber. That
is a full one-fifth of the recommendation of 25
grams per day!

## CONSEJO DE NUTRICIÓN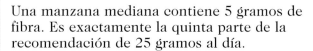

Una manzana mediana contiene 5 gramos de
fibra. Es exactamente la quinta parte de la
recomendación de 25 gramos al día.

# MANZANAS AL HORNO

## INGREDIENTES

aceite vegetal en rociador
2 cucharadas de azúcar
4 cucharaditas de mantequilla
1/4 taza de pasas
1/4 taza de nueces de Castilla picadas
4 manzanas Granny Smith, sin corazón, dejando
   la parte inferior para que retenga el relleno
1/3 taza de azúcar morena bien compacta
1 cucharada de harina
1/2 cucharadita de canela
1 cucharada de agua

## PREPARACIÓN

Precaliente el horno a 350°F. Rocíe ligeramente
un plato de hornear pequeño con aceite vegetal
y apártelo. En un tazón pequeño, mezcle el
azúcar, la mantequilla, las pasas y las nueces.
Divida la mezcla uniformemente y rellene las
manzanas. Coloque las manzanas en el plato
de hornear y hornee durante 20 minutos. En
un tazón pequeño, mezcle el azúcar morena, la
harina, la canela y el agua. Vierta la mezcla sobre
las manzanas y continúe horneando durante 10
minutos más o hasta que estén blandas al picarlas
con un tenedor.

Sirve 4 porciones

INFORMACIÓN DE NUTRICIÓN
CALORÍAS 270; GRASA 9g; PROTEÍNA 2g; FIBRA 4g; CALCIO 23mg;
HIERRO 0mg; VITAMINA A (RE) 28mcg; VITAMINA C 7mg; FOLATO
11mcg

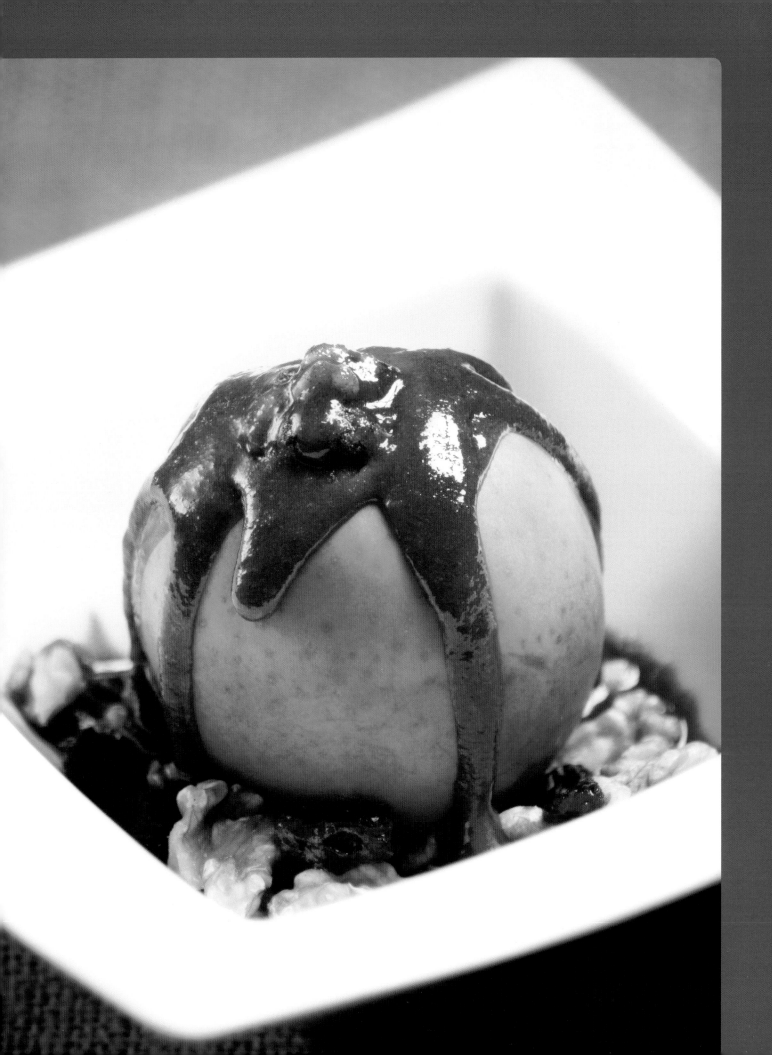

# FRUIT AND YOGURT PARFAIT

## INGREDIENTS

1 apple, chopped
1 banana, peeled and sliced
1 cup papaya, chopped
1 cup strawberries, sliced
1 teaspoon sugar (optional)
1 cup nonfat yogurt, any flavor
1 cup WIC cereal*

## PROCEDURE

In a large bowl, combine all fruit and toss with sugar. Divide fruit mixture into serving bowls. Top each bowl with 1/4 cup of yogurt and sprinkle with cereal.

Serves 4

\* WIC Supplemental Food

*Recipe provided by Monica Castaneda, WIC participant*

NUTRITIONAL INFORMATION
CALORIES 130; FAT 0.5g; PROTEIN 4g; FIBER 4g; CALCIUM 22mg; IRON 2mg; VITAMIN A (RE) 28mcg; VITAMIN C 54mg; FOLATE 74mcg

# PARFAIT DE FRUTAS Y YOGUR

## INGREDIENTES

1 manzana picada
1 plátano pelado y en rodajas
1 taza de papaya picada
1 taza de fresas en rodajas
1 cucharadita de azúcar (opcional)
1 taza de yogur descremado de cualquier sabor
1 taza de cereal WIC*

## PREPARACIÓN

En un tazón grande, mezcle toda la fruta y revuélvala con azúcar. Divida la mezcla de frutas en tazones de servir. Coloque en cada tazón 1/4 de taza de yogur y esparza cereal por encima.

Sirve 4 porciones

*Alimento Suplemento por WIC

*La receta la proporcionó Mónica Castañeda, participante de WIC*

INFORMACIÓN DE NUTRICIÓN
CALORÍAS 130; GRASA 0.5g; PROTEÍNA 4g; FIBRA 4g; CALCIO 22mg; HIERRO 2mg; VITAMINA A (RE) 28mcg; VITAMINA C 54mg; FOLATO 74mcg

## NUTRITION TIP

This recipe is packed with nutrients: potassium, calcium, vitamins A and C and fiber. Use your favorite flavor yogurt and any WIC cereal that you like.

## CONSEJO DE NUTRICIÓN

Esta receta está llena de nutrientes: potasio, calcio, vitaminas A y C y fibra. Use su yogur favorito y cualquier cereal de WIC que prefiera.

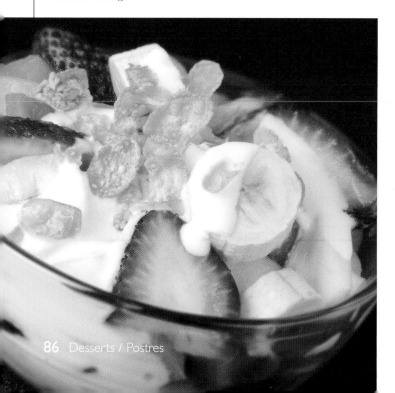

# FRUIT MEDLEY

## INGREDIENTS

1 cup melon, chopped
1 cup green apple, chopped
1 cup mango, chopped
1 cup grapes
1 cup strawberries, sliced
1/2 cup raisins
1/2 cup dried cranberries
2 tablespoons honey or sugar (optional)
1/4 cup coconut flakes
1/2 cup granola or WIC cereal*

## PROCEDURE

In a large bowl, mix together melon, green apples, mangos, grapes, strawberries, raisins and cranberries. Sprinkle with honey or sugar, coconut flakes and cereal. Toss well, chill and serve.

Serves 6

* WIC Supplemental Food

*Recipe provided by Raquel Vasquez, WIC employee*

NUTRITIONAL INFORMATION
CALORIES 180; FAT 2g; PROTEIN 2g; FIBER 4g; CALCIUM 23mg; IRON 1mg; VITAMIN A (RE) 109mcg; VITAMIN C 33mg; FOLATE 45mcg

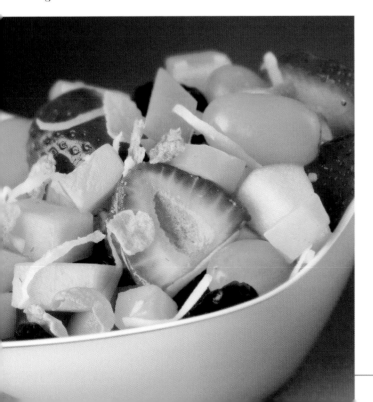

# SURTIDO DE FRUTAS

## INGREDIENTES

1 taza de melón picado
1 taza de manzanas verdes picadas
1 taza de mango picado
1 taza de uvas
1 taza de fresas en rodajas
1/2 taza de pasas
1/2 taza de arándanos agrios deshidratados
2 cucharadas de miel o azúcar (opcional)
1/4 taza de coco rallado
1/2 taza de granola o cereal de WIC*

## PREPARACIÓN

En un tazón grande, mezcle el melón, las manzanas verdes, los mangos, las uvas, las fresas, las pasas y los arándanos agrios. Agregue miel o azúcar, el coco rallado y el cereal. Mezcle bien, refrigere y sirva.

Sirve 6 porciones

*Alimento Suplemento por WIC

*La receta la proporcionó Raquel Vásquez, empleada de WIC*

INFORMACIÓN DE NUTRICIÓN
CALORÍAS 180; GRASA 2g; PROTEÍNA 2g; FIBRA 4g; CALCIO 23mg; HIERRO 1mg; VITAMINA A (RE) 109mcg; VITAMINA C 33mg; FOLATO 45mcg

## NUTRITION TIP

You can use any type of melon in this recipe – green honeydew, orange cantaloupe or pink watermelon. For a colorful and vitamin packed treat, use a mixture of all three. Remember, color means nutrition!

## CONSEJO DE NUTRICIÓN

Puede usar cualquier tipo de melón para esta receta, melón verde, melón anaranjado o sandía rosa. Para crear un postre colorido y repleto de vitaminas, haga una mezcla de los tres. Recuerde, el color significa nutrición.

# MELON BOATS

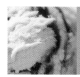

## INGREDIENTS

1/2 cantaloupe melon, cut into 4 wedges
1 cup nonfat frozen yogurt (choose your
favorite flavor)

## PROCEDURE

Fill each melon wedge with 1/4 cup frozen
yogurt and serve immediately.

Serves 4

NUTRITIONAL INFORMATION
CALORIES 110; FAT 0g; PROTEIN 3g; FIBER 1g; CALCIUM 93mg;
IRON 0mg; VITAMIN A (RE) 0mcg; VITAMIN C 29mg; FOLATE
35mcg

# BARCO DE MELÓN

## INGREDIENTES

1/2 melón cortado en cuatro rodajas
1 taza de helado de yogur descremado (elija su
favor preferido)

## PREPARACIÓN

Llene cada rodaja de melón con 1/4 de taza de
helado de yogur y sirva de inmediato.

Sirve 4 porciones

INFORMACIÓN DE NUTRICIÓN
CALORÍAS 110; GRASA 0g; PROTEÍNA 3g; FIBRA 1g; CALCIO 93mg;
HIERRO 0mg; VITAMINA A (RE) 0mcg; VITAMINA C 29mg; FOLATO
35mcg

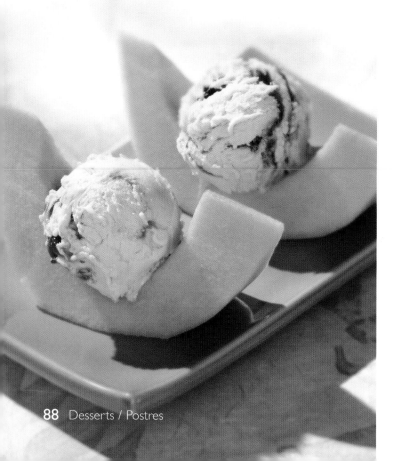

## NUTRITION TIP

To make this dessert special, add your child's favorite
cereal or fruit as a topping!  Try fresh berries, raisins
or dried cranberries.

## CONSEJO DE NUTRICIÓN

Como toque final, esparza el cereal o la fruta favorita
de su hijo por encima. Pruebe bayas frescas, pasas o
arándanos agrios deshidratados.

# PUMPKIN PUDDING

## INGREDIENTS

1 (3.4-ounce) package instant vanilla pudding mix
1 1/2 cups cold nonfat milk*
1 cup canned or mashed pumpkin
1/2 teaspoon cinnamon

## PROCEDURE

In a medium bowl, beat pudding mix and milk together until well blended, about 2 minutes. Stir in pumpkin and cinnamon. Cover and chill according to pudding package directions before serving.

Serves 4

* WIC Supplemental Food

NUTRITIONAL INFORMATION
CALORIES 140; FAT 0g; PROTEIN 4g; FIBER 1g; CALCIUM 109mg; IRON 0mg; VITAMIN A (RE) 344mcg; VITAMIN C 3mg; FOLATE 5mcg

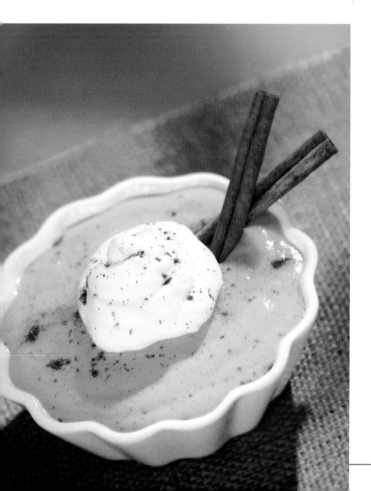

# PUDÍN DE CALABAZA

## INGREDIENTES

1 paquete (3.4 onzas) de pudín de vainilla instantáneo
1 1/2 tazas de leche descremada fría*
1 taza de puré de calabaza o calabaza enlatada
1/2 cucharadita de canela

## PREPARACIÓN

En un tazón mediano, mezcle el paquete de pudín y la leche hasta que estén bien mezclados, aproximadamente 2 minutos. Añada la calabaza y la canela y mezcle. Cubra y refrigere de acuerdo con las instrucciones del paquete de pudín antes de servir.

Sirve 4 porciones

*Alimento Suplemento por WIC

INFORMACIÓN DE NUTRICIÓN
CALORÍAS 140; GRASA 0g; PROTEÍNA 4g; FIBRA 1g; CALCIO 109mg; HIERRO 0mg; VITAMINA A (RE) 344mcg; VITAMINA C 3mg; FOLATO 5mcg

## NUTRITION TIP

Pumpkin is a member of the squash family of vegetables. While most often available fresh in the fall season, you can find canned pumpkin year-round in the supermarket. Pumpkins get their bright orange color from the antioxidant beta-carotene, which your body makes into vitamin A.

## CONSEJO DE NUTRICIÓN

La calabaza proviene de la misma familia de las calabacitas. Aunque la calabaza está en temporada durante el otoño, puede adquirirse todo el año enlatada en el supermercado. Las calabazas obtienen su brillante color anaranjado del antioxidante betacaroteno que el organismo transforma en vitamina A.

# TART AND TANGY FRUIT SALAD

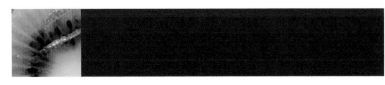

## INGREDIENTS

1 (20-ounce) can pineapple chunks, with 1/4 cup juice reserved
1 orange, peeled, sectioned and cubed
1 large banana, peeled and sliced
1 kiwi, peeled, halved and sliced
2 cups strawberries, sliced
1/4 teaspoon lime zest
1 tablespoon fresh lime juice
1 tablespoon sugar

## PROCEDURE

In a large bowl, combine pineapple chunks, oranges, banana, kiwi and strawberries. In a separate, smaller bowl, mix together reserved pineapple juice, lime zest, lime juice and granulated sugar. Toss juice mixture with fruit and chill before serving.

Serves 8

NUTRITIONAL INFORMATION
CALORIES 110; FAT 0.5g; PROTEIN 1g; FIBER 5g; CALCIUM 25mg; IRON 0mg; VITAMIN A (RE) 12mcg; VITAMIN C 54mg; FOLATE 16mcg

# ENSALADA ÁCIDA DE FRUTAS

## INGREDIENTES

1 lata (20 onzas) de trozos de piña, conserve 1/4 de taza del jugo
1 naranja pelada, en gajos y en cubitos
1 plátano grande, pelado y en rodajas
1 kiwi pelado, cortado a la mitad y en rodajas
2 tazas de fresas en rodajas
1/4 de cucharadita de cáscara de lima rallada
1 cucharada de jugo de lima recién exprimido
1 cucharada de azúcar

## PREPARACIÓN

En un tazón grande, mezcle los trozos de piña, las naranjas, el plátano, el kiwi y las fresas. En un tazón pequeño aparte, mezcle el jugo de piña, la cáscara de lima rallada, el jugo de lima y el azúcar granulada. Mezcle los jugos con las frutas y refrigere antes de servir.

Sirve 8 porciones

INFORMACIÓN DE NUTRICIÓN
CALORÍAS 110; GRASA 0.5g; PROTEÍNA 1g; FIBRA 5g; CALCIO 25mg; HIERRO 0mg; VITAMINA A (RE) 12mcg; VITAMINA C 54mg; FOLATO 16mcg

## NUTRITION TIP

With pineapples, oranges, kiwi and strawberry, this colorful salad packs quite a punch of vitamin C, important for healthy skin, bones and teeth.

## CONSEJO DE NUTRICIÓN

Con piña, naranjas, kiwi y fresas, esta colorida ensalada contiene una gran cantidad de vitamina C, lo cual es importante para tener una piel, huesos y dientes saludables.

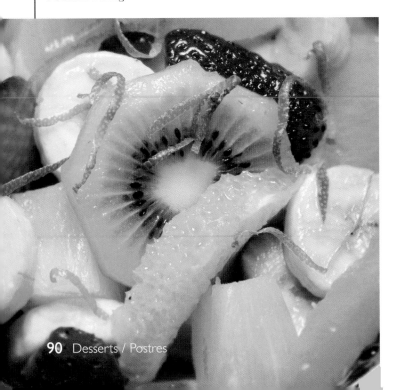

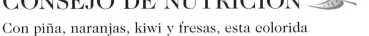

## Selection and Storage of Fruits and Vegetables
### Selección y almacenaje de frutas y verduras

**paragus** Select bright colored, firm asparagus with a tight tip. Store ...ped in a wet cloth and an open plastic bag for up to 1 week.

**párrago** Seleccione espárragos firmes de color brillante con punta ...e. Almacénelos envueltos en un paño húmedo y en una bolsa de plástico ...ta hasta una semana.

**ocado** Select firm avocados. Ripen at room temperature. Store ripe ...cados in the refrigerator.

**uacate** Seleccione aguacates firmes. Deje que maduren a ...peratura ambiente. Almacene los aguacates maduros en el refrigerador.

**ll Peppers** Select firm, bright peppers. An old pepper will have ...kled skin. Store in the refrigerator for up to 1 week.

**miento morrón (pimentón, ají)** Seleccione pimientos ...rones firmes y de color brillante. Un pimiento viejo tendrá la piel ...gada. Almacénelos en el refrigerador hasta 1 semana.

**k Choy** Select stalks with thick crisp green leaves. Store in the ...gerator in an open plastic bag for 2 to 3 days.

**k choi (pak choi, col china)** Seleccione tallos con hojas ...es crujientes y gruesas. Almacénelos en el refrigerador en una bolsa de ...tico abierta por 2 ó 3 días.

**occoli** Select firm, bright green and tight florets. Store in the ...gerator in an open plastic bag for 2 to 3 days.

**ócoli (brécol, bróculi)** Seleccione cabezas firmes, de color ...e brillante y apretadas. Almacénelas en el refrigerador en una bolsa de ...tico abierta por 2 ó 3 días.

**bbage** Select cabbage with bright healthy leaves. Store in the ...gerator for 2 weeks. Once cut, wrap tightly in plastic wrap and use ...in 1 to 2 days.

**pollo (col, berza)** Seleccione repollos con hojas saludables y ...antes. Almacénelos en el refrigerador durante 2 semanas. Una vez que ...orte, envuélvalo ajustadamente en plástico y úselo en 1 a 2 días.

**ntaloupe** Select ripe melons that are fragrant and tender to touch ...nd the stem. Store in a cool place for 1 to 2 days.

**lón (cantalupo)** Seleccione melones maduros que tengan olor ...e estén suaves al tocarlos alrededor del tallo. Almacénelos en un lugar ...o durante 1 ó 2 días.

**rrot** Select carrots with smooth firm skin. Store in the refrigerator in ...pen plastic bag for 2 months.

**nahoria** Seleccione zanahorias con la piel firme y lisa. Almacénelas ...l refrigerador en una bolsa de plástico abierta durante 2 meses.

**ayote** Select firm, evenly colored chayote. Store in the refrigerator ...n open plastic bag for 1 month.

**ayote (huisquil)** Seleccione chayotes firmes de color ...orme. Almacénelos en el refrigerador en una bolsa de plástico abierta ...nte 1 mes.

**ili Peppers** Select firm, glossy chilies with green stems. Store ...ashed and wrapped in a paper towel in the refrigerator up to 3 weeks.

**ile (ají)** Seleccione chiles firmes y brillantes con los tallos verdes. ...acénelos sin lavar envueltos en una hoja de papel en el refrigerador ...a por 3 semanas.

**gplant** Select firm, smooth eggplant with a green end. Store ...rapped in the refrigerator's vegetable crisper for 1 week.

**renjena** Seleccione berenjenas firmes y tersas con el tallo verde. ...acénelas sin envolver en el cajón de verduras del refrigerador durante ...mana.

**apes** Select bright, clean grapes that are on the stems. Store in the ...gerator in an open plastic bag.

**a** Seleccione uvas limpias y brillantes que estén en los tallos. ...acénelas en el refrigerador en una bolsa de plástico abierta.

**wi** Select plump, firm kiwi. Ripe fruit will be slightly tender to the ...h. Store in the refrigerator for up to 3 days.

**wi** Seleccione kiwis firmes y frescos. Los kiwis maduros estarán ...amente suaves al tocarlos. Almacénelos en el refrigerador hasta 3 días.

**Lemon** Select heavy and bright colored lemons. Store all citrus at room temperature for short periods and refrigerate for longer periods.

**Limón (limón amarillo)** Seleccione limones pesados y de color brillante. Almacene todos los cítricos a temperatura ambiente durante períodos cortos y refrigérelos durante períodos más largos.

**Mango** Select mangos without bruises. Store at room temperature to ripen and keep in the refrigerator up to 3 days.

**Mango** Seleccione mangos sin magulladuras. Almacénelos a temperatura ambiente para que maduren y manténgalos en el refrigerador hasta 3 días.

**Mushroom** Select firm, nicely shaped without a slimly texture. Store in the refrigerator in a paper bag for 5 to 7 days.

**Champiñón (seta, hongo)** Seleccione champiñones firmes con buena forma sin textura viscosa. Almacénelos en el refrigerador en una bolsa de papel durante 5 a 7 días.

**Nopales** Select firm, crisp pads. Store in the refrigerator for 2 weeks.

**Nopales** Seleccione nopales crujientes y firmes. Almacénelos en el refrigerador durante 2 semanas.

**Papaya** Select papayas that are beginning to soften and have yellow skin. Store at room temperature to ripen and keep in the refrigerator for a few days.

**Papaya** Seleccione papayas que comiencen a suavizarse y tengan la cáscara amarilla. Almacénelas a temperatura ambiente para que maduren y manténgalas en el refrigerador durante varios días.

**Pineapple** Select pineapples that are very fragrant. The leaves should look glossy, not dull and faded. Store cut, ripe pineapples, if not eaten right away, in a sealed container in the refrigerator.

**Piña** Seleccione piñas que tengan mucho olor. Las hojas deben verse brillantes, no opacas ni descoloridas. Almacene las piñas maduras y cortadas, si no se comen de inmediato, en un recipiente sellado en el refrigerador.

**Spinach** Select dark green, crisp leaves. Store in the refrigerator wrapped loosely in a wet paper towel and plastic bag for 3 to 5 days.

**Espinaca** Seleccione hojas crujientes, de color verde oscuro. Almacénelas en el refrigerador, envueltas ligeramente en una hoja húmeda de papel y una bolsa de plástico durante 3 a 5 días.

**Strawberries** Select bright and evenly colored berries with a distinct strawberry fragrance. Store in the refrigerator, in the original container, for up to 3 days.

**Fresa** Seleccione fresas de color brillante y uniforme con el olor marcado de las fresas. Almacénelas en el refrigerador, en el recipiente original, durante hasta 3 días.

**Sweet Potatoes** Select small to medium size sweet potatoes without cracks or soft spots. Store in a cool, dry and dark place for 3 to 5 weeks.

**Camote (boniato, batata)** Seleccione camotes de tamaño pequeño a mediano sin grietas ni partes suaves. Almacénelos en un lugar frío, seco y oscuro durante 3 a 5 semanas.

**Tomato** Select bright, shiny skin with a firm flesh. Store on the countertop away from direct sunlight up to 1 week.

**Tomate (jitomate)** Seleccione tomates con la piel brillante con la pulpa firme. Almacénelos sobre el mostrador, alejados de la luz del sol directa hasta por 1 semana.

**Watermelon** Select a watermelon that is free of bruises, cuts and dents. If the underside is yellow and the rind has a healthy shine, the watermelon is ripe. Store melons at room temperature up to 2 weeks and cut melons in the refrigerator for up to 3 days.

**Sandía** Seleccione sandías que no tengan magulladuras, cortes ni abolladuras. Si la parte inferior está amarilla y la cáscara tiene un brillo saludable, la sandía está madura. Almacene las sandías a temperatura ambiente hasta 2 semanas y ya cortadas en el refrigerador hasta 3 días.

**Zucchini** Select firm, undamaged skin. Store in the refrigerator's vegetable crisper for 1 week.

**Calabacita (calabacín, zapallito)** Seleccione calabacitas firmes, con la piel sin magulladuras. Almacénelas en el cajón de verduras del refrigerador durante 1 semana.

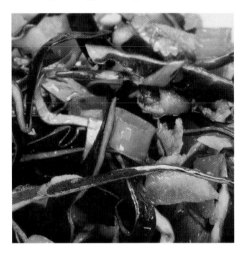

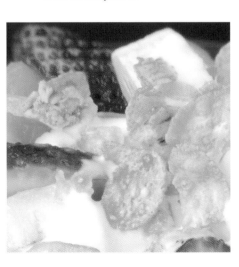

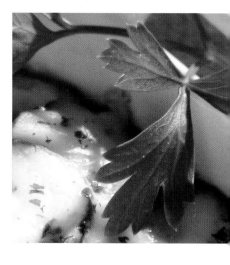

\*Alimentos autorizados por WIC

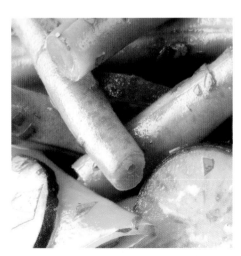

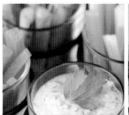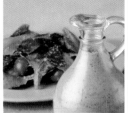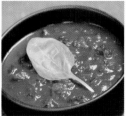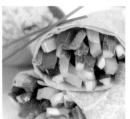

Art Direction: Alan Dubrovo

Designed in the U.S.A. Printed in Korea.
©CKI, Inc.
BK-WIC-TEX

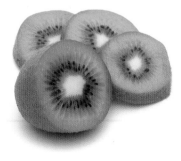